简明
经颅多普勒超声诊断
Clinical Application of TCD

主　编　赵洪芹　李　宏

副主编　李展秀

审　阅　潘旭东

编　者（以姓氏笔画为序）

王　琨（青岛大学附属医院）

王　伟（青岛大学附属医院）

吕敬雷（青岛大学附属医院）

伊　帅（青岛市第八人民医院）

李　宏（青岛大学附属医院）

李展秀（青岛大学附属医院）

郑雪平（青岛大学附属医院）

赵洪芹（青岛大学附属医院）

胡　松（青岛大学附属医院）

聂淑敏（青岛大学附属医院）

高　翔（青岛大学附属医院）

韩世晓（即墨市龙泉卫生院）

人民卫生出版社

图书在版编目（CIP）数据

简明经颅多普勒超声诊断 / 赵洪芹，李宏主编 . —北京：
人民卫生出版社，2014

ISBN 978-7-117-19698-7

Ⅰ.①简… Ⅱ.①赵… ②李… Ⅲ.①多普勒诊断仪 -
脑超声波检查 Ⅳ.①R651.104

中国版本图书馆 CIP 数据核字（2014）第 195024 号

| 人卫社官网 | www.pmph.com | 出版物查询，在线购书 |
| 人卫医学网 | www.ipmph.com | 医学考试辅导，医学数据库服务，医学教育资源，大众健康资讯 |

简明经颅多普勒超声诊断

主　　编：赵洪芹　李　宏
出版发行：人民卫生出版社（中继线 010-59780011）
地　　址：北京市朝阳区潘家园南里 19 号
邮　　编：100021
E－mail：pmph＠pmph.com
购书热线：010-59787592　010-59787584　010-65264830
印　　刷：北京盛通印刷股份有限公司
经　　销：新华书店
开　　本：787×1092　1/32　　印张：6.5
字　　数：135 千字
版　　次：2014 年 9 月第 1 版　2023 年 11 月第 1 版第 11 次印刷
标准书号：ISBN 978-7-117-19698-7/R·19699
定　　价：45.00 元

　打击盗版举报电话：**010-59787491**　**E-mail: WQ＠pmph.com**
（凡属印装质量问题请与本社市场营销中心联系退换）

前　言

经颅多普勒超声(TCD)从20世纪90年代在我国开始应用,到现在已经走过二十几个春秋,这二十几年走过的是一条探索并不断发展、完善的道路,从开始简单的血流速度增快及减慢的描述,到现在根据血流动力学改变诊断颅内外血管的狭窄、评价侧支循环、微栓子检测与卒中危险性评估、脑血管支架置入术及颈动脉内膜剥脱术术中脑血流检测、危重病患者脑血流改变的检测与预后评价等,TCD在医学领域的应用越来越广泛。

有人说现在有了更高级的检查手段,可以替代TCD了。其实不然,尽管现在拥有了磁共振血管造影(MRA)、CT血管造影(CTA),这些检查手段虽然能直观显示血管的解剖结构,但不能对血管内的血流动力学进行实时监测,有时还有夸大血管狭窄程度的可能。脑血管造影(DSA)是目前脑血管检查的"金标准",可以实时检测血流动力学的改变,但由于是一种有创伤性检查手段且价格昂贵,不能用于临床一线筛选。TCD检查技术具有无创伤性及检查结果可重复性的特点,目前已经成为脑血管病的一线筛查手段。

TCD的临床应用目前已经得到了业内人士充分的认可,TCD诊断技术也非常成熟。但仍有一些医疗单位,由于对TCD知识的匮乏,TCD技术被乱用的现象依然存在;甚至一些三级甲等医院的神经科医师,也对 TCD 的诊断缺乏了解,只看结果,不会分析数据的现象依然存在。这些医师需要进行 TCD 知识的培训,但目前有关 TCD 培训教材较少。本书就是为 TCD 的初学者,包括神经科医师、研究生及进修医师而编写的。

笔者于 2002 年到首都医科大学宣武医院师从华扬教授学习 TCD 技术,老师的言传身教及严谨的治学态度深深的影响着我。在学习的过程中一直期盼有一本 TCD 方面的教材。后来华扬教授的《实用颈动脉与颅脑血管超声诊断学》及高山教授的《经颅多普勒超声(TCD)的诊断技术与临床应用》相继面世,才使广大临床医师在 TCD 方面的学习变得容易。这两本著作内容全面、系统,但由于内容多、信息量大,初学者想在短期内掌握 TCD 知识存在困难;因此,笔者便有了为神经内科医师编写一本更加简明的 TCD 书籍的打算。笔者完成进修学习后的 10 余年一直不断的继续学习,积攒临床病例,学习并整理文献资料,时至今日终于完成了本书的编撰。

在本书编写过程中得到了我院 TCD 室多位医师真诚的帮助,在此一并表示感谢! 同时,还要特别感谢我的启蒙老师华扬教授及导师潘旭东教授多年来给予我的帮助与支持!

由于本人学识水平有限,书中的缺点与错误之处在所难免,恳请前辈、同道和广大读者批评指正,以便日后修改、完善。

赵洪芹

2014 年 6 月

目　录

上篇　TCD 应用基础

下篇　TCD 临床应用

上　篇

TCD 应用基础

第一章

脑血管解剖学基础

脑部的供血动脉起自主动脉弓,弓上有三个主要的分支,自右到左分别为头臂干、左侧颈总动脉(common carotid artery,CCA)及左锁骨下动脉,头臂干由主动脉弓发出后再分出右侧的锁骨下动脉及右侧 CCA;双侧 CCA 走行于胸锁乳突肌的内缘,在甲状软骨上缘处分为颈内动脉与颈外动脉。双侧椎动脉起自锁骨下动脉。

第一节　脑动脉供血系统

脑部的血液供应主要来自两个系统,即颈内动脉系统和椎 - 基底动脉系统。颈内动脉系统又称为前循环,主要负责大脑半球前 3/5,包括额叶、顶叶、颞叶大部、基底节区及内囊的血供。椎 - 基底动脉系统又称为后循环,负责大脑半球后 2/5,包括枕叶、脑干、小脑、丘脑、颞叶内侧和下部的血供。

一、颈内动脉系统

颈内动脉(internal carotid artery,ICA)向后外侧上行,颈外动脉向后内侧上行,颈内动脉分为颅外段和颅内段,颅外段无任何分支,起始部梭形膨大为颈动脉球部。

颈内动脉进入颞骨岩部的颈动脉管外口,沿颈动脉管向前向内侧走行,此段动脉为硬脑膜所包围,最后颈内动脉出颈动脉管至破裂孔,进入颅腔,在后床突处穿入海绵窦,为海绵窦的内膜所包围。在前床突附近,颈内动脉重新出海绵窦,穿通硬脑膜而进入蛛网膜下腔,在此处向后急转,形成虹吸部,并发出眼动脉、后交通动脉、脉络膜前动脉、大脑前动脉、大脑中动脉。颈内动脉颅内段(图 1-1、图 1-2)可以分为 5 部分,岩骨段(C5)、海绵窦段(C4)、膝部(C3)、床突上段(C2)、终末段(C1)。海绵窦段(C4)、膝部(C3)、床突上段(C2)合称虹吸部。

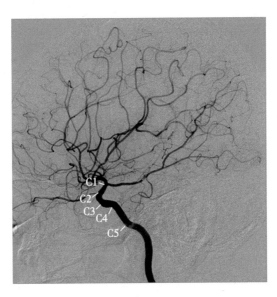

图 1-1　颈内动脉造影侧位像及分段

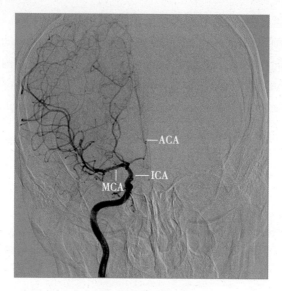

图 1-2 颈内动脉造影正位像及分支

颈内动脉的主要分支有：

1. **眼动脉**（ophthalmic artery，OA） 是由颈动脉虹吸弯发出，与视神经一起向眼眶方向走行。颈内动脉与颈外动脉通过 OA 实现相互贯通。

2. **后交通动脉**（posterior communicating artery，PcoA）由颈内动脉 C1 段发出，连接颈内动脉与大脑后动脉，沟通颈内动脉系统与椎-基底动脉系统，血流方向取决于两系统之间的压力均衡，通常情况下后交通动脉不开放。

3. **大脑前动脉**（anterior cerebral artery，ACA） 是颈内动脉的较小终支，在视交叉上方折入大脑纵裂，于大脑内侧面延伸，主要的分支有眶动脉、额极动脉、额叶内侧动脉、胼周动脉和胼缘动脉等。左、右 ACA 转入正中裂之前在中线处借前交通动脉相连，有时双侧 ACA 由一条主干发出。ACA 的皮质支主要供应大脑半球内侧面前 3/4 和额顶叶背侧面上 1/4 皮质及皮质下白质，深穿支主要供应内囊前肢、尾状核、豆状核的前部和下丘脑。以前交通动脉为界，将 ACA 分为交通前段（A1）和交通后段（A2）。

4. **大脑中动脉（middle cerebral artery，MCA）** 是颈内动脉的直接延续，呈水平位向前外横越前穿质，进入外侧裂，发出多数分支。主要分支有豆纹动脉、额眶动脉、中央沟前动脉、中央沟后动脉、中央沟动脉、顶后动脉、角回动脉和颞后动脉等。MCA 在解剖上分为 4 段：水平段（M1）、脑岛段（M2）、岛盖段（M3）及皮质支（M4）。

自颈内动脉分出后到发出分支之前称为 M1 段。M1 段自 ICA 分叉部起点延伸至侧裂；M2 段始于 MCA 主干转向后上形成膝部处，终于环状沟顶端，包括 6~8 支位于脑岛上方；M3 段起自环状沟顶部，在侧裂向外侧走行，止于侧裂表面；M4 始于侧裂表面，MCA 各分支在皮质表面延伸。MCA 供应大脑半球背外侧面 2/3，包括额叶、顶叶、颞叶和岛叶、内囊的膝部后肢前 2/3、纹状体及尾状核。TCD 只能检测到 MCA 的 M1 段，难以检测 M2 及 M3 段。

二、椎 - 基底动脉系统

椎动脉（vertebral artery，VA）自双侧锁骨下动脉发出，向上走行在第 6 颈椎（C_6）至第 1 颈椎——寰椎（C_1）的横突孔内，经枕骨大孔入颅，在脑桥腹侧下部双侧椎动脉汇合成基底动脉。主要供应大脑半球后 2/5 部分、丘脑、脑干和小脑的血液。

椎动脉分为 4 段：

1. 颈段(V1 段) 椎动脉自锁骨下动脉发出向后上走行至入颈 6 横突孔之前。椎动脉起始部是动脉硬化的好发部位。

2. 椎间孔段(V2 段) 椎动脉垂直走行于 C_6 至 C_3 之间的颈椎横突孔内，上行并转向外出枢椎，并呈倒 "L" 字形通过枢椎(C_2)，再通过 C_1 横突孔上行。颈椎骨质增生或颈部过度旋转可以压迫或损伤椎动脉。

3. 枕段(V3 段) 椎动脉出 C_1 横突孔之后，止于穿过硬脑膜处。

4. 颅内段(V4 段) 经枕骨大孔入颅后向前内走行在斜坡的下部走向上，在脑桥与延髓交界处或其附近双侧的椎动脉合并形成基底动脉。

椎动脉在颈部发出肌支与脊髓支，肌支供给颈部深部肌肉，脊髓支与其他(如甲状颈干或咽升动脉)动脉吻合供血给脊髓及被膜。椎动脉的颅内分支包括数支，有脑膜动脉、脊髓前动脉、脊髓后动脉及小脑后下动脉(PICA)，其中 PICA 是椎动脉的最大分支、变化最多的动脉，供应延髓背外侧、小脑后皮质、小脑扁桃体及齿状核。

基底动脉(basilar artery，BA)走行在脑桥腹侧正中沟，在脑桥与中脑交界处分为双侧的大脑后动脉(posterior cerebral artery，PCA)，92%BA 的终末分支位于脚间池。正常 BA 管径为 3~4mm，平均长 32mm。基底动脉的主要分支有：脑桥支、小脑前下动脉、内听动脉、小脑上动脉及大脑后动脉。PCA 是基底动脉的终末支，其血流多数情况下来

自椎 - 基底动脉系统,但 25%~30% 存在正常变异,PCA 起自颈内动脉,血液来自颈内动脉系统,又称为胚胎型大脑后动脉。以后交通动脉为界,大脑后动脉分为交通前段(P1)和交通后段(P2)。

第二节　脑动脉系统的侧支循环

一、颈动脉的侧支循环

1. **颈内动脉和颅外动脉的吻合**　此种吻合位于眼、耳、鼻区,以眼区更为重要。眼动脉是颈内动脉的分支,它与颈外动脉的分支颞浅动脉、上颌动脉、面动脉的鼻外侧动脉等分支间有广泛的吻合。常见的吻合有眼动脉的鼻背动脉与面动脉的鼻外动脉的吻合;眼动脉的泪腺支与颞浅动脉的额眶动脉的吻合;眼动脉的鼻背动脉与颌内动脉的眶下动脉的吻合。另外,大脑中动脉与上颌动脉的脑膜中动脉吻合。当颈内动脉颅外段发生严重狭窄或闭塞时,颈外动脉通过上述侧支通路向颈内动脉远端供血。

2. **颈部颅外动脉的吻合**　一侧或双侧颈外动脉之间有相应的分支进行广泛的吻合。由于这种广泛的吻合,当一侧颈总动脉闭塞时,血流可经过这些吻合支由健侧流入患侧颈外动脉,再由颈外动脉的侧支循环流入颈内动脉,保证了病变侧脑部的供血。

3. **颈外动脉和椎动脉的吻合**　颈外动脉与椎动脉在颈部有许多分支,在椎动脉起始端闭塞时,颈外动脉起到强大的代偿作用。其中颈外动脉的分支枕动脉作用最为重要。

二、脑动脉的侧支循环

1. **脑底动脉环（Willis 环）**　脑底动脉环由成对的大脑前动脉 A1 段、颈内动脉终末段 C1 段、大脑后动脉 P1 段、后交通动脉以及单一的前交通动脉组成（图 1-3）。脑底动脉环为双侧颈内动脉系统之间、颈内动脉系统与椎 - 基底动脉系统之间建立了侧支循环，可代偿颈部一支或多支动脉发生狭窄或闭塞时的血液供应。如一侧颈内动脉起始端闭塞，颅内大脑前动脉、大脑中动脉供血发生障碍，前交通动脉开放，由健侧颈内动脉系统向患侧供血；也可经由后交通动脉由椎 - 基底动脉系统向病变侧颈内动脉系统供血，以上分别称为前交通动脉侧支循环开放与后交通动脉侧支循环开放。因此，在脑动脉发生病变时，颅底 Willis 环发生

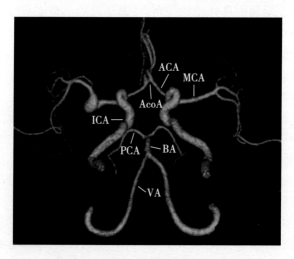

图 1-3　颅脑 CTA 显示完整 Willis 环

强大的代偿作用。

2. 软脑膜动脉的吻合 大脑半球和小脑表面的软脑膜内有丰富的侧支循环。大脑前、中、后动脉在大脑半球表面形成一个软脑膜血管网,能使血液在大脑前、中、后动脉之间建立侧支循环,若某一大脑动脉的分支发生闭塞时,能起某种程度的代偿作用。

很多因素决定了能否建立有效的侧支循环。如果血管闭塞突然发生,侧支循尚未充分建立,很容易发生卒中;如果血管闭塞逐渐产生,有时间建立侧支循环,临床症状可以很轻,甚至无临床症状。

由此可见,大脑的供血系统是极其复杂的,动脉与动脉之间具有广泛的侧支循环,这就保证在一条或几条供血动脉发生病变时,大脑 - 人体最重要的器官能够正常工作,这也可以解释有时一条大的供血动脉发生严重血管狭窄或闭塞时,未发生脑梗死,也可无任何临床症状;但如果由于发育异常,造成侧支循环建立不良,则容易发生严重脑梗死。

第三节　脑血管变异

Willis 环是颈内动脉与椎 - 基底动脉系统之间的重要交通,正常情况下组成 Willis 环的各条动脉各司其职,供应各自的供血区域,当某条血管发生狭窄时,Willis 环是良好的侧支循环通道,发挥代偿作用。但是组成 Willis 环的动脉时常会发生变异,典型 Willis 环少见,表现为组成 Willis 环的动脉一处或几处发生形态变异。脑血管的变异与动脉瘤及缺血性脑血管病的发生密切相关,在 TCD 的检测过程中要很好的区别正常变异与血管病变,判断与脑卒中的关系,具有重要的临床意义。

一、前循环变异

解剖标本中 10%~25% 的大脑前动脉 A1 段发育低下或缺如,此时对侧的 ACA 通过一支大的前交通动脉(anterior communicating artery,AcoA)及双侧正常的远段(A2)供血给部分或全部对侧半球 ACA 的供血区。由于一侧大脑前动脉 A1 段发育低下或缺如,当健侧 ACA 急性闭塞,可引起双侧 ACA 分布区脑梗死。

前交通动脉变异有发育低下或缺如,双支、三支甚至多支 AcoA。AcoA 发育低下或缺如,当一侧颈内动脉起始端发生严重狭窄或闭塞时,健侧不能通过 AcoA 向患侧供血,容易发生颈内动脉供血区大面积脑梗死。

二、后循环变异

双侧大脑后动脉管径不对称型,此型诊断需排除一侧颈内动脉严重狭窄或闭塞后,患侧大脑后动脉参与代偿,引起代偿性管径增粗。一侧大脑后动脉 P1 段发育低下或缺如,直接由颈内动脉发出大脑后动脉 P2 段,大脑后动脉的血流来自颈内动脉,这种变异称为"胚胎型"或"大脑后动脉胚胎型起源"(图 1-4),有关 PCA 胚胎型起源的发生率报道为 25%~30% 不等。PCA 胚胎型起源,当起源侧颈内动脉(图 1-5A)突然闭塞时,梗死不仅累及颈内动脉供血区梗死,还累及 PCA 供血区,梗死灶明显增大(图 1-5B)。后交通动脉变异有单侧或双侧发育低下或缺如。椎动脉变异多

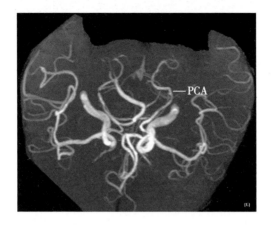

图 1-4 颅脑 MRA 示左侧 PCA 起自颈内动脉

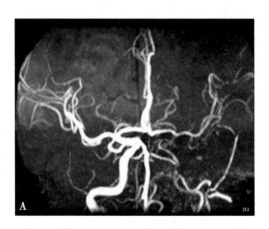

图 1-5 A 示含有胚胎 PCA 的左侧颈内动脉闭塞及闭塞后引起前、后循环支配的颞叶及枕叶同时梗死(B)

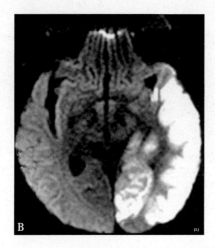

图 1-5(续)

见于双侧管径不对称型,约占 30%~40%,多以左侧椎动脉为优势侧。

　　TCD 主要用于检测组成颅底 Willis 环大动脉的血流动力学改变,了解 Willis 环正常结构及异常变异,对 TCD 正确筛选颅内外血管病变具有重要意义。

(赵洪芹　聂淑敏)

第二章

经颅多普勒超声的原理

声波每秒钟振动的次数称为声音的频率,它的单位是赫兹(Hz)。我们的耳朵能听到的声波频率为 20~20 000Hz。当声波的振动频率 >20kHz 或 <20Hz 时,我们便听不见了。因此,把频率高于 20 000Hz 的声波称为超声波。通常用于医学诊断的超声波频率为 1~5MHz。

第一节 TCD 检测的基本原理

一、超声波特性

经颅多普勒超声(transcranial Doppler,TCD)的基本原理与 B 型超声等其他超声的物理基础相同,首先要有一种可以发射声波的装置作为基础。超声波具有良好的穿透能力,在遇到物体表面时超声束可以发生部分反射及散射现象。同理,当超声束遇到血流中的红细胞时也将产生此现象,而反射回来的声波则是多普勒频移信号产生的基础。

二、多普勒效应

奥地利物理学家 Christian Andreas Doppler 首先描述了

多普勒效应。即当振动源与接收体之间存在相对运动时，所接收到的回声频率与振动源发射的频率相比会发生改变，频率改变的大小与两者间相对运动的速度有关，这就是多普勒效应。声源与接收器之间彼此靠近时，频率增加；反之，频率下降。发射频率与接收频率之间的区别称为多普勒频移，当物体运动的速度越快，频移越大。多普勒频移是TCD 检测血流速度的基础，TCD 的检测探头既是超声波的发生器，也是超声波的接收器，TCD 检测脑血流时，探头与血液中流动的红细胞之间存在相对运动，超声经过红细胞反射回来，并被探头内的接收器接收，根据发射与接收频率的变化，经过快速傅里叶转换，测定血流速度。

三、快速傅里叶转换

J.Fourier 于 19 世纪首先提出了傅里叶转换的理论。主要是利用计算机对复杂信号进行一系列转换分析，将一个原始波分成多个不同频率的正弦波。1965 年库里研究出一种新的更加快速的计算方法，即快速傅里叶转换（fast Fourier transmission，FFT），利用仪器以每 10 毫秒为间隔对多普勒模拟信号取样一次，并转换为二进制的数字信号，由FFT 把信号分成频率和振幅两个分量，从而产生实时的数字频谱显示。

四、脉冲波多普勒

以往的研究认为超声波无法穿透颅骨，进而也无法检测颅内动脉血流情况，但利用脉冲波多普勒的特性可以实现穿透颅骨的目的，即脉冲式多普勒探头可以每间隔一段时间发放一次超声脉冲,此间隔时间即为脉冲波从探头到达声靶,然后再从声靶返回探头所需的时间。单位时间内发射脉冲波的次数称为脉冲重复频率(PRF)。脉冲波多普勒的这一特性使 TCD 能检测颅内某一特定场内的信号,从而可以检测到脑动脉内某一点的血流,并达到识别脑动脉的目的。TCD 检查仪将 2MHz 超声波发射频率与脉冲波多普勒相结合,使得超声束穿透颅骨检测颅内动脉血流成为可能。

第二节　描述脑血流的参数及其临床意义

TCD 仪检测到的血流信号的信息以多普勒频谱的形式输出,分析中多普勒频谱常用的参数包括深度(depth)、血流方向(direction)、血流速度(velocity)、搏动指数(pulsatility index,PI)与阻力指数(resistant index,RI)、频谱形态和声频信号等。

一、探测深度

探测深度就是从探头到检测血管内声靶(取样容积)之间的距离,是用来识别颅内不同动脉及同一动脉不同部位的重要参数,在检查过程中可以根据需要进行调节,但不可以无限制的增加。通常检测不同的血管有大致的探测深度范围,如大脑中动脉的检测深度为 40~65mm,此深度基本为 MCA 的水平段,大脑前动脉的检测深度通常为60~70mm。血管的检测深度不是绝对的,因人而异,要根据情况灵活掌握。

二、血流方向

血流方向是指被检测血管内血液流动方向相对于探头发射声波的方向。血流是有方向的,TCD 可以检测到血管内流动血流的方向,在 TCD 检测中通常将朝向探头方向的血流标记为正向血流,多普勒频谱位于基线以上称为正向频移;而将背离探头方向的血流标记为负向血流,多普勒频谱位于基线以下称为负向频移。在血管分叉部位检测出来的血流可以是双向的,代表着不同血管走行、不同血流方向的血流。

三、血流速度

血流速度主要是指红细胞在血管中流动的速度,通常由 TCD 仪自动计算出来,由于探头发射频率是固定的,因此血流速度主要受多普勒频移和声束与血流夹角的影响。其中超声束与血管走行的夹角大小对所测量的血流速度影响最大,夹角越小,血流速度测量值越接近于实际血流速度,当夹角为直角时,理论上检测不到血流信号。因此,在检测时应注意调整好探测角度,当夹角 <30°时,对所测血流速度影响不大。此外,血细胞比容、性别、年龄、不同呼吸状态及心功能状态对血流速度均有影响,随年龄增长,血流速度逐渐减慢。

血流速度是 TCD 检测中判断血管病变的最重要参数,特别是当血管管径出现明显变化时,可造成血流速度的显著改变。TCD 检测中常用的血流速度又包括收缩期峰值血流速度（systolic velocity，Vs）、舒张期血流速度（diastolic velocity，Vd）和平均血流速度（mean velocity，Vm）。Vs 指心脏收缩血管内血流瞬时达到的最高的血流速度，Vd 指舒张末期或下一次收缩期前的血流速度，Vm 是平均了所有在整个心动周期内出现的速度信号的结果并由计算机自动测量计算出来的，也可以由以下公式计算出：Vm=（Vs+Vd）/3。

四、搏动指数和阻力指数

搏动指数（pulsatility index，PI）和阻力指数（resistant index，RI）是描述频谱形态的参数，通常是由血流速度计算出来，计算公式为：PI=（Vs−Vd）/Vm，RI=（Vs−Vd）/Vs。PI 值主要受收缩期和舒张期血流速度差的影响，差值越大，PI 值越大；差值越小，PI 值也越小。因此，PI 值可以反映血管内血流压力灌注情况或远端血管的阻力大小。正常情况下颅内血管的血流频谱为相对低搏动性波形（PI 值为 0.55~1.05），而外周血管（颅外颈动脉或肢体血管）为相对高搏动性或高阻力波形（PI 值通常大于 1.05），颅内正常搏动指数和阻力指数的频谱见图 2-1。在病理情况下，低阻力频谱可见于动静脉畸形供血动脉、大动脉严重狭窄或闭塞后远端灌注明显不足的血管内血流及开放的侧支循环（图 2-2）；而高阻力频谱则见于颅内压增高、大动脉严重狭窄或闭塞的近端血管，以及长期高血压患者（图 2-3）。可见，除血流速度和血流方向之外，PI 值是分析 TCD 血流频谱的另一个非常重要的参数。

五、血流频谱形态和声频信号

TCD 所检测出来的血流频谱是经过一系列转换过程所

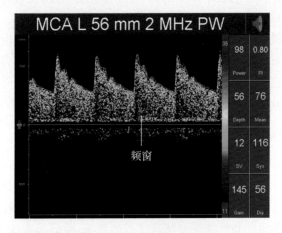

图 2-1 正常血流频谱可见频窗

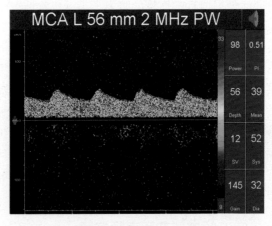

图 2-2 低阻力血流频谱

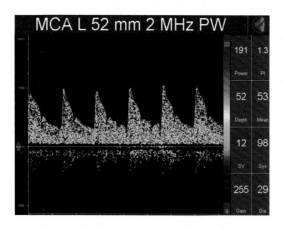

图 2-3　高阻力血流频谱

显示出来的血管内血流信号,因此血流频谱的形态往往反映血液在血管内流动的状态。

1. **正常血流频谱形态**　血流频谱是用速度 - 时间图来表示,纵坐标代表血流速度,横坐标代表时间,正常的血流频谱呈直角三角形,心脏收缩血管内的血流速度短时间内达到高峰,形成收缩期峰值流速 S_1 峰,血管弹性回缩,血流瞬时增快形成 S_2 峰,心脏舒张血流速度逐渐减慢,到舒张末期血流速度最低形成 D 峰。血流频谱周边(即包络线)代表该心动周期内实时最快的血流速度,基线则代表血流速度为零,从基线到包络线之间代表取样容积内不同血流速度的红细胞(图 2-5)。

2. **血流频谱信号的表示方法**　频谱信号的强度用颜色表示,通常 TCD 频谱信号从基线至外围包络线的颜色变化为蓝色 - 黄色 - 红色。其中,包络线附近为多数红细胞

19

反射的较强信号,呈红色;靠近基线附近为血小板、血浆等反射的较弱信号,呈蓝色,在频谱上类似透亮的窗户,称为"频窗"(见图 2-1)。TCD 血流频谱形成这种状态的原因是由于正常情况下血液在血管内流动呈层流状态,即大量红细胞处于血管中央,且流动速度最快,血小板和血浆等成分位于血流的周边部分,血流速度相对缓慢,且血管内血流速度是呈梭形逐渐减慢的。由于正常情况下大多数红细胞处于血流层的中央区,呈快速流动状态而只有极少部分贴近血管壁的红细胞呈低流速状态,因此,TCD 频谱表现为红色集中在包络线附近,而基线附近呈现蓝色透亮状态的层流状态。

3. 异常血流频谱 - 涡流频谱 当血管出现严重狭窄时,正常层流状态被打乱,TCD 频谱也会出现相应改变。狭窄部位血流速度增快,狭窄后血管内径的复原使部分红细胞处于一种涡漩的反流状态,或大量红细胞处于低流速状态,且血流的方向不一致。TCD 血流频谱完全失去了正常层流时的形态,基底部"频窗"消失,表现为紊乱的血流频谱,严重狭窄时,大量红细胞处于低流速状态,且血流的方向不一致,频窗被双向的红色涡流所替代,形成涡流频谱(图 2-4)。

4. 声频 正常的血流状态为层流,在进行脑血流检测时可以听到柔和的乐音,当血管发生病变时,多普勒声频也会发生变化,血管狭窄后的声频粗糙,严重狭窄还可以伴有低调轰鸣样杂音或高调乐性、机械样甚至鸥鸣样杂音信号,这些声频信号的出现往往也提示血管的器质性病变。

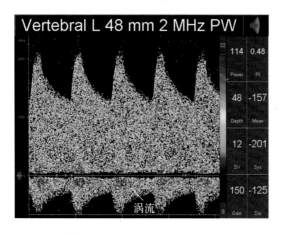

图 2-4　紊乱血流频谱可见涡流

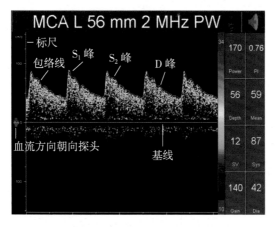

图 2-5　解读正常血流频谱图

第三节　操作过程中需要调整的参数及其临床意义

TCD 检测过程中还有一些较为重要的参数可以进行调整,以达到最佳检测效果。这些参数主要包括:

一、包络线

包络线(envelope)是包围在血流频谱最外围的一条曲线,是将 TCD 检测到实时最高血流速度连接起来所形成的一条曲线。TCD 仪是根据包络线计算血流速度的,TCD 所检测到的血流速度值是取样容积内实时最高的血流速度。在 TCD 检测过程中,通过适当的参数调整使包络线完整、准确的包围在频谱的外缘,这样 TCD 仪所测定的血流速度才会准确。当血流频谱信号较弱或血流频谱紊乱严重时,包络线不能完整、准确地包绕频谱,测得的血流速度值欠准确,此时可利用手动测量功能,通过手动测量方法使血流速度的测定相对准确。

二、增益

增益(gain)的含义是 TCD 仪屏幕信号显示强度,可以在操作过程中进行调整。增益高,则整个屏幕信号强;增益低,则整个屏幕信号弱。合适的增益大小可以使包络线完整的包在多普勒频谱的最外围,且频窗显示良好。过高或过低的增益都会影响血流频谱的显示和血流速度的测量,造成测量结果的不准确。

三、基线

基线(zero baseline)即零位线,此处代表血流速度为零,通过上下移动基线可以使较高流速的血流频谱在屏幕上完整显示,但当流速过高,特别是基线上下的流速都较高时,往往需要调节纵坐标的血流刻度尺比例来完整显示频谱,单纯通过下移基线难以显示基线下方的血流频谱。

四、刻度尺

纵坐标的刻度通常表示血流速度,一般用厘米/秒(cm/s)来表示,也可以切换成频移,以赫兹(Hz)表示。通过调整刻度尺(scale)的比例可以缩小或放大血流速度的显示方式,使血流频谱信号尽可能清楚准确地显示血流状态,减少由于流速过快而造成的收缩峰频谱的上下混叠现象。当然,刻度尺不能无限制的增减,通常是与 TCD 仪的设置和检测深度相关。

五、取样容积

取样容积(sample volume,SV)是指脉冲超声波在某一深度时所能检测到的范围。其宽度不可调整,轴长度(mm)可以调节。通常 TCD 仪的取样容积范围在 10~15mm。取样容积大,可以使探头超声发射的功率增加;取样容积小,则有助于区分两条比较接近的血管,在鉴别血管方面有一定价值。

六、扫描速度

通过调整屏幕扫描速度(sweep speed)的大小,可以根据需要使一次显示在屏幕上的频谱数目发生变化,这样有利于检测者观察某一试验所带来的变化趋势。

七、功率

功率(power)是指 TCD 仪输出的超声功率,增大发射功率可以增强超声波的穿透力,特别对于声窗不良者,可以通过增大功率以达到较为清楚地显示血流的目的。但 TCD 仪功率输出是有允许范围的,不能无限制的加大。要掌握一点原则,行 TCD 检测时在血流频谱基本显示清楚的前提下,最好使用较低的输出功率,这也有利于延长仪器和探头的使用寿命。

血流频谱中数据箱内的参数及其意义见图 2-6。

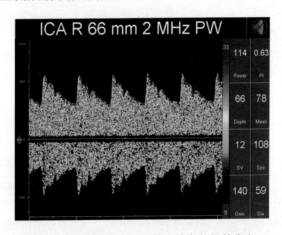

图 2-6 血流频谱中数据箱内的参数及其意义

PI,搏动指数;Power,功率;Mean,平均血流速度;Depth,深度;SV,取样容积;Sys,收缩期峰值流速;Dia,舒张末流速;Gain,增益

(李 宏 赵洪芹)

第三章

TCD 检测方法及颅内外血管的识别

TCD 通过特定的检测部位——声窗检测颅内外的血管,通过超声探测血管内血流信号,通过计算机的处理和转换,血流信号形成多普勒频谱及声频输出,依此测定血流速度、血流方向及血流状态。TCD 就是根据不同的检测部位、频谱形态、血流方向、声频并结合压颈试验综合识别检测血管,并判断有无发生病变。由于 TCD 不能显示血管的二维解剖结构,不能对血管进行精确定位,因此,TCD 对颅内外血管检测的可靠性更多依赖操作者的检测水平。

第一节 TCD 检测脑血流的 部位——声窗

由于颅骨对超声的衰减作用,声波难以通过颅骨对颅内脑血流进行检测,限制超声在神经科领域的应用。直到 1982 年,挪威学者 Aslid 首次将低频发射频率与脉冲多普勒结合,使声波通过颅骨相对薄弱部位,检测到颅底大动脉血流信号,这些颅骨相对薄弱的部位称为声窗。常用的声窗有颞窗、眼窗、枕窗和下颌下窗。

一、颞窗

颧弓上方眼眶外缘与耳翼之间。通常将颞窗人为地分为前、中、后三个窗。前窗位于颧骨前突的后面,靠颧骨顶部;后窗位于耳翼前面,紧贴耳根部;中窗位于前窗与后窗之间。通常未成年者经前窗进行检测效果更好,而成年人,特别是老年者后窗的检出率更高些,这是由于后窗位于耳屏前缘,骨质最薄,声束穿透性最好。颞窗受年龄、性别和种族等因素影响较大。老年人,尤其是绝经后女性,颞窗往往明显缩小,不易检测,仅能从后窗中得到信号,且有时信号衰减较为明显,信号模糊,部分患者的颞窗闭合,导致探测失败。经颞窗检查时患者通常取仰卧位。通过双侧颞窗可以分别检测大脑中动脉(MCA)、大脑前动脉(ACA)、大脑后动脉(PCA)和颈内动脉(ICA)终末段,在侧支循环开放的情况下也可以检测到前、后交通动脉(AcoA、PcoA)(图 3-1)。

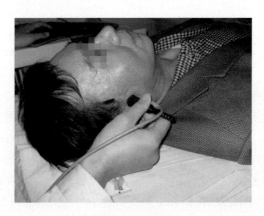

图 3-1　颞窗

二、眼窗

位于眼球的正上方,检查时嘱受检者闭眼且眼球朝下转动,探头置于闭合的眼睑上,轻压眼球,探头方向朝正下方或略向内侧偏斜即可从眼窗进行血管的检测。通过眼窗可以检测眼动脉(OA)和颈内动脉虹吸段(siphon carotid artery,SCA),在颞窗闭合血流信号探测失败的情况下,也可以经眼窗探测对侧的 MCA 和 ACA,此时探头方向要向对侧偏斜,通常检测深度也要加深到 70~80mm 以上。SCA 包括海绵窦段(C4 段)、膝段(C3 段)、床突上段(C2)。此外利用 4MHz 探头在眼睛的内眦部可以检测到 OA 的分支滑车上动脉(supratrochlear artery,STrA)。通过眼窗进行检测时,应尽可能应用低的声波强度,一般常规检测能量的 10% 即可,随探测深度加深,多普勒信号变得不清晰,这时可适当增加检测能量,最多不超过 20%,否则易造成眼球的损害,另外检测时间也不宜太长(图 3-2)。

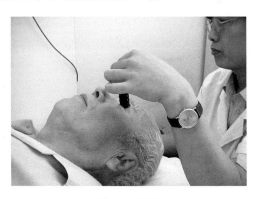

图 3-2 眼窗

27

三、枕窗

位于枕部的骨性标志枕骨粗隆下方,发际上 1cm 左右,探头置于枕窗中央部朝向枕骨大孔或置于两旁(枕旁窗)。经枕窗检测时受检者一般取坐位,头颈部放松稍向前屈,下颌略向胸部抵近。病情危重或行动不便者也可采用侧卧位,同样将下颌抵向胸前,保持头颈部的前屈位置。通过枕窗及枕旁窗可以检测双侧椎动脉(VA)和基底动脉(BA),也能检测小脑后下动脉(PICA),但不够恒定(图 3-3)。

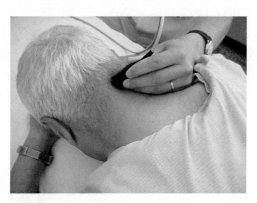

图 3-3　枕窗

四、颅外颈动脉检测部位

颅外颈动脉的检测部位位于颈部,均为皮肤及软组织,因此正常情况下检出率接近 100%。探头置于胸锁乳突肌内侧缘或轻压于胸锁乳突肌上是检测颈总动脉(CCA)的部位,通常可以感觉到 CCA 明显的搏动;探头沿颈部向上移动抵在下颌角下的部位（下颌下窗）（图 3-4），此部位是检测 ICA 颅外段（extracranial internal carotid artery, EICA）和颈外动脉（ECA）的部位。探头朝下置于锁骨上窝，可获得锁骨下动脉（SubA）和椎动脉（VA）起始部的血流信号，但由于走行变异较大，VA 起始部的检测往往较为困难，易造成漏诊。此外，在耳屏后下方，即骨性标志乳突下 1cm 左右还可以检测到 VA 环枢段血流信号。

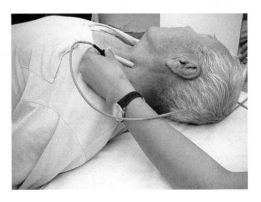

图 3-4　下颌下窗

第二节　TCD 检测脑血管的方法及识别

供应脑组织的血管根据部位分为颅内段与颅外段，对颅内血管的检测用 2MHz 探头，颅外血管的检测通常用 4MHz 探头完成，检测的顺序为先颅外后颅内，双侧检测，检测时应比较双侧同名动脉频谱形态、血流速度是否对称。

一、TCD 对颅外颈动脉的检查方法和识别

前面的介绍中已经提到 TCD 所能检测到的颅外颈动脉主要包括:颈总动脉(CCA)、颈内动脉(ICA)、颈外动脉(ECA)、锁骨下动脉(SubA)、椎动脉起始部(VApro.)和 VA 环枢段。除上述常规检测血管外,必要时还要检查眼动脉(OA)的分支滑车上动脉(STrA)、ECA 的分支枕动脉(occipital artery, OcciA)以及桡动脉(radial artery, RA)。

TCD 在检测颈动脉时,通过探头检测位置、血流方向、所检动脉血流频谱形状和辅助压迫试验的反应等来识别血管。

1. **颈总动脉(CCA)** 在胸锁乳突肌内侧缘 CCA 搏动明显部位涂抹适量超声耦合剂,探头方向朝下,首先检查 CCA 近端,然后探头朝向头部并略偏向中线,向上轻轻滑动探头,检测 CCA 远端至颈动脉分叉处,完成 CCA 全长检测。当探头方向朝下时,检测到的血流频谱方向朝向探头;当探头方向朝向头部时,则检测到的血流频谱方向背离探头。由于 CCA 既供应颅内血管,又供应颅外血管,因此其血流频谱形态介于 ICA 和 ECA 之间,搏动指数较 ECA 低,但较 ICA 高(图 3-5)。

2. **颈内动脉起始段(EICA)** 完成 CCA 检测后,探头方向朝上并向上移动抵至下颌角下方部位,此处大多数人 CCA 早已分叉并分别发出 ICA 与 ECA。通常 EICA 位于后外侧,ECA 位于前内侧。因此,检查 EICA 时探头角度稍向后外侧倾斜,而检查 ECA 时探头角度斜向前内侧。EICA 血流方向朝向颅内走行,因此 TCD 检测到的频谱方向背离探头(图 3-6)。由于 ICA 是颅内供血动脉,因此血流频谱与

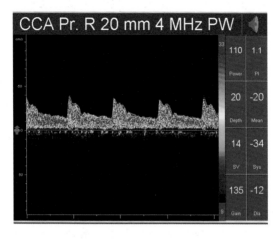

图 3-5　正常 CCA 的血流频谱

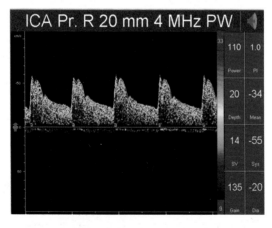

图 3-6　正常 EICA 的血流频谱

颅内血管,如大脑中动脉(MCA)相似,在检测 EICA 时注意不要过于偏向后方,否则易与 VA 混淆,特别是当 EICA 闭塞时,VA 血流速度可代偿性增快,此时容易将在 EICA 后方走行的 VA 误认为是正常 EICA,导致误诊。

3. **颈外动脉(ECA)** 完成 CCA 检测后,探头继续向上移动至下颌角下部位,在检测到 EICA 的同一水平使探头角度向前内侧倾斜,此时可以检测到 ECA。ECA 的血流方向为背离探头。ECA 供应相对高阻力的颌面部血管,因此呈收缩期高而舒张期低流速的血流频谱,即高搏动性高阻力血流频谱特点(图3-7)。此外,在鉴别 ECA 与 ICA 时还可以通过在颧弓上方耳前震颤压迫 ECA 的分支颞浅动脉试验,若所检动脉血流频谱随着对颞浅动脉的压迫而出现明显锯齿样震动波,可以证实该血管为 ECA(图3-8)。EICA 在做上述试验中不出现明显的扰动波。ECA 在颈部

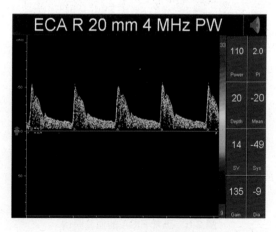

图 3-7　正常 ECA 的血流频谱

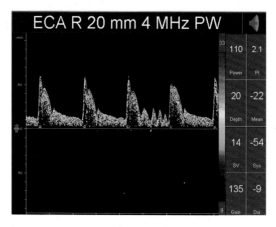

图 3-8 震颤压迫颞浅动脉时 ECA 的锯齿样震动波

有数条分支动脉,如甲状腺上动脉、面动脉和枕动脉等,这些分支通常不作为常规检查内容。

4. **锁骨下动脉(SubA)** 检测一侧 SubA 时患者头部稍向对侧转动,将探头朝下置于锁骨上窝,可以检测到血流方向朝向探头的 SubA 起始段血流信号,SubA 近端的血流方向是朝向探头的。除了发出 VA 外,SubA 主要供应上肢血管,因此是典型的外周血管的血流频谱形态,收缩期高尖,舒张早期血流返转,频谱形态呈烟囱样或钉子样,搏动指数很高,声音听起来高调而短促(图 3-9)。在检测完 SubA 近端血流后,可以将探头稍向外移,并将角度朝向外侧肩部,此时可以检测 SubA 远端血流信号,与近端不同,为背离探头的血流信号。

5. **椎动脉(VA)起始部** VA 由 SubA 发出,可以在锁骨上窝探测到 VA 起始段血流信号。在检测到 SubA 起始段血

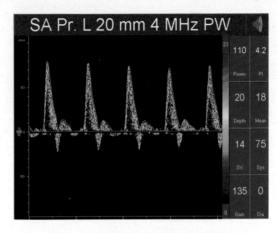

图 3-9 正常 SubA 近端的血流频谱

流后将探头稍向内上提起,可以检测到 VA 起始段,由于 VA
主要供应颅内血管,因此其血流频谱形态类似 VA 颅内段血
流信号,但阻力又稍高。由于在锁骨上窝根据不同的探测角
度既可以检测到 CCA 近端,又可以检测到 VA 起始段血流,
因此,利用 TCD 技术探测并识别 VA 起始段的难度较大,但
可以通过其频谱形态并辅以 VA 环枢段压迫试验加以鉴别。
震颤压迫 VA 环枢段的试验方法是在锁骨上窝检测到 VA 起
始段血流后,另一只手在乳突下后方 1cm 处震颤压迫同侧的
环椎环,如果是 VA 血流频谱,会随着震颤压迫动作而出现
锯齿样扰动波,证实该血管为 VA(图 3-10)。部分患者该部
位肌肉很发达或环椎环位置较深,震颤压迫该部位后 VA 起
始部扰动波可能不明显。虽然要明确用 TCD 的 4MHz 探头
在锁骨上窝 VA 起始部位检测到的血流信号是否真正为 VA
的血流有时非常困难,特别是对初学者而言,但由于 VA 起

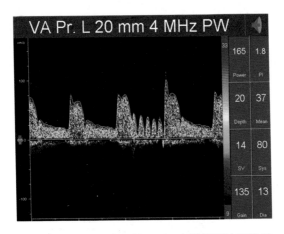

图 3-10　正常 VA 起始段血流,当震颤压迫环椎环时,出现锯齿样扰动波

始段是闭塞性病变的好发部位,所以仍要尽可能熟练地掌握 VA 起始段检测技术,并将其作为常规检查项目。

二、TCD 对颅内动脉的检查方法和识别

TCD 经颞窗等声窗所能检出的颅内动脉主要包括:大脑中动脉(MCA)、大脑前动脉 A1 段(ACA1)、颈内动脉终末端(TICA)、大脑后动脉(PCA)、眼动脉(OA)、颈内动脉虹吸段(SCA)、椎动脉(VA)颅内段以及基底动脉(BA),此外有时还能检测出小脑后下动脉(PICA)和后交通动脉(PcoA)。

1. **大脑中动脉(MCA)**　TCD 可以检测到 MCA 的主干(M1 段)及起始段和部分接近分叉处(M2 段)的血流信号,不能检测到更远端的 MCA 分支动脉或深穿支动脉。TCD 检测 MCA 时被检查者通常取仰卧位,以 2MHz 探头进行检

测,涂适量超声耦合剂于颞窗,手持探头水平置于颞窗,方向基本平直并指向对侧,在前颞窗或后颞窗进行检测时探头方向可分别略向下或向上倾斜。稍加压力于探头,在深度 45~65mm 范围内检测到朝向探头的血流即是 MCA。检测到 MCA 血流后继续增加探测深度达到 60~70mm 时常同时出现血流方向与之相反,频谱位于基线下方的另一条血管(ACA),此时已达 MCA 起始部位。MCA 变异很少见,走行平直,所以是最容易稳定检出的血管之一,但同时 MCA 也是动脉粥样硬化病变中最易受影响的颅内血管,MCA 狭窄的发生率很高且可以发生在起始到远端的任何节段,因此常规检查中必须检测 MCA 全长。同时为避免出现错误,在检出血流信号后还应常规进行压颈试验以确认。当压迫同侧 CCA 时 MCA 血流速度立即明显下降,解除压迫后血流速度恢复正常,或稍超过压迫之前的血流速度(图 3-11);

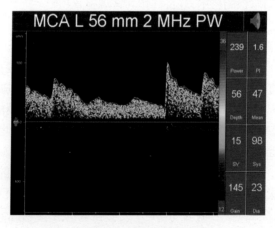

图 3-11　MCA 压颈试验后的正常反应

如果压迫同侧 CCA，MCA 血流速度未见明显下降，则应考虑到所检动脉并非 MCA 或同侧 ICA 起始段闭塞可能。此时还要压迫对侧 CCA 并结合其他所检动脉血流动力学的变化来综合判断分析。

检测 MCA 时需鉴别的血管主要有 TICA 和 PCA。检测 TICA 时的探头角度通常略朝向前下，压迫同侧 CCA 后血流速度可降至零，但同时立刻有高速且频谱形态略显紊乱的代偿血流出现，而 MCA 在压迫 CCA 时血流始终不会降为零，仅表现为明显流速降低搏动性下降的低平血流信号 (图 3-11)，此不同点可与 TICA 鉴别。由于存在侧支循环血流，压迫 CCA 时同侧 MCA 血流速度不能减低到零位线，仅表现为血流速度降低并呈现低搏动样改变。检测 PCA 时的探头方向通常朝向后枕部，压迫同侧 CCA 后多数情况下血流速度不变或增高，可与 MCA 鉴别。

2. 颈内动脉末端(terminal internal carotid artery，TICA) 在探测出 MCA 后，继续增加检测深度至 60~70mm，可在基线下方又出现一条背离探头信号的血流 (ACA)，此时可将探头角度略向前下方倾斜，MCA 血流信号消失后又有一新的血流信号出现，该血流信号即 TICA。TICA 的血流方向为朝向探头。检出 TICA 后压迫同侧 CCA 后其血流速度可短暂降低至零位线 (图 3-12)，并立即出现代偿血流，这也是鉴别 MCA 起始段与 TICA 的方法。

3. 大脑前动脉(ACA) 在探测出 MCA 后，继续增加检测深度至 60~70mm 左右，此时将探头角度稍向前上方倾斜，会出现与 MCA 方向相反的血流信号，位于基线下方，血流方向背离探头，即为 ACA。通常 TCD 所检测到的

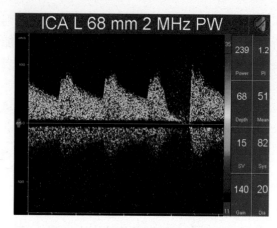

图 3-12　ICA压颈试验后的正常反应

是 ACA-A1 段。检出 ACA 后同样可以经过压颈试验证实：
压迫同侧 CCA 后血流速度下降甚至反转可以证实为同侧
ACA，反转的 ACA 血流还证明了 AcoA 的存在并开放（图
3-13），如果压迫对侧 CCA 后所检测 ACA 的血流速度增高（图
3-14），同样也可以证实该血流信号为 ACA，并且 AcoA 开放。

　　正常情况下 ACA 血流速度较同侧 MCA 慢，但 ACA 解
剖变异大，双侧 ACA 血流速度常不对称，如一侧 ACA1 缺
如，双侧 ACA 远端由一侧 ICA 供血，出现一侧 A1 段检测
不到血流，而另一侧 ACA 由于供应双侧 ACA 远端，血流速
度超过同侧 MCA 的情况。

　　AcoA 发育不良或缺如，双侧 ACA 由同侧 ICA 供血，
通过压颈试验可以证实。探测到 ACA 后，压迫同侧 CCA，
ACA 血流速度减低到基线水平，但不反转至基线以下（图
3-15），压迫对侧 CCA，血流速度无明显改变。

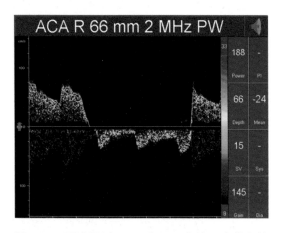

图 3-13　压迫同侧 CCA 后 ACA 血流下降并翻转到基线以下

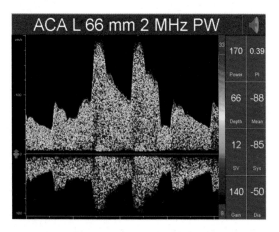

图 3-14　压迫对侧 CCA 后 ACA 流速增快

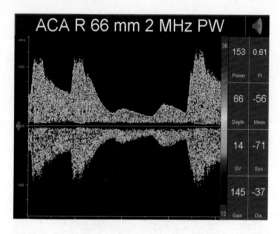

图 3-15　AcoA 发育不良,压迫同侧 CCA,ACA 流速下降,但不逆转

4. **大脑后动脉(PCA)**　在检测完 ACA 后,将探头角度向枕后部倾斜,即将探头尾部向上抬起,向后转动 10°~30°,在深度 60~70mm 处可以检测到 PCA 的血流信号,通常 ICA 分叉处与 PCA 之间有一段无信号区。PCA 经 PcoA 分为 P1 段和 P2 段,发出 PcoA 之前称 PCA-P1,之后称 PCA-P2。PCA 的 P1 段血流方向朝向探头为正向血流频谱,而 P2 段血流方向背离探头为负相血流频谱。所以经颞窗检测到的 PCA 血流信号可为正向或负向血流信号。正常情况下,PCA 的血流速度同 MCA 比较明显慢。检出 PCA 后压迫同侧 CCA 后血流速度不变或增高,可帮助证实所检血管为 PCA。若行压颈试验时 PCA 血流速度增高(图 3-16),则可以初步判定 PcoA 发育良好,若行压颈试验 PCA 血流速度无变化,说明存在 PcoA 不发育或缺如。当然若 PCA 存在

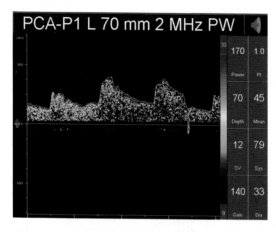

图 3-16 在后交通动脉存在的情况下,压迫同侧 CCA,PCA 血流速度增高

发育变异的情况,如由 ICA 参与供血,则压颈试验也可以引起 PCA 血流速度的下降。

5. **椎动脉(VA)及基底动脉(BA)** TCD 可经枕窗或枕旁窗检测 VA 颅内段和 BA。通常受检者取坐位检测(重症或行动不便者可选择侧卧位),以 2MHz 探头放置在枕骨粗隆下及旁开处,向前下方朝向枕骨大孔或对准鼻梁,选择深度范围 55~80mm,通过调整检测角度,首先可以分别获得左右侧呈负向血流频谱的 VA 血流信号(图 3-17)及正向的 PICA 血流频谱,相对于 VA,PICA 检出率略低些。当检出一侧 VA 后,探头保持位置不变或略向中央移动及倾斜,最好以连续的 VA 血流信号为基准,逐渐增加检测深度,在深度增加至 80~110mm 范围可以获得负向的相对 VA 流速略微升高的 BA 血流信号(图 3-18)。在检测 VA 和 BA 时,要

41

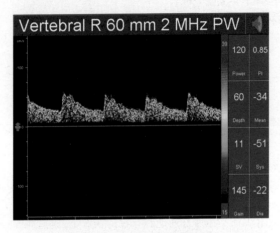

图 3-17 正常 VA 的血流频谱

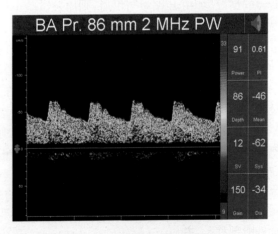

图 3-18 正常 BA 的血流频谱

尽量检查全长,而不能只取一点,特别是在进行 BA 检测时探测深度应尽量加深,一直检测到 BA 血流信号消失或被前循环血流信号替代,避免漏掉狭窄节段。有时可在枕窗探查到低流速 / 低搏动的静脉血流。

在进行 VA 检测时,还应注意区分双侧 VA,不能混淆,并应注意以下几点:①尽量减小取样容积,这可使超声束的取样范围缩小,更易聚焦于其中一条 VA;②适当调节检测深度,检测 VA 时当深度加至 70mm 以上时有可能检测至对侧 VA;③注意探头探测角度,过于向对侧倾斜的超声探测角度容易检测出对侧的 VA 血流信号并与同侧混淆;④当一侧 VA 闭塞时,更容易将存在的另一侧 VA 血流信号记录成双侧的 VA 血流信号。

6. 眼动脉(OA)及颈内动脉虹吸段(siphon carotid artery,SCA)　TCD 经眼窗可检测 OA 和 SCA 血流信号。检查时受检者通常取仰卧位,嘱受检者轻轻合上双眼,眼球向下眼睑方向转动,涂抹足量超声耦合剂于闭合的眼睑上,然后轻轻的垂直放置 2MHz 探头,探测方向朝正下方或略向内偏斜。当探测深度在 40~55mm 时,可检测出一朝向探头,较低流速且搏动性较高呈高阻力型的血流信号,即为 OA(图 3-19)。继续增加探测深度至 55~65mm 可出现朝向探头或背离探头或双向的颅内动脉血流频谱特点的血流信号,即为 SCA,压迫同侧 CCA 血流速度立即下降即可证实。在颞窗探测失败的情况下,还可以通过一侧眼窗来探查对侧前循环颅内动脉的血流信号。方法是将探头位置略向眼眶外眦部移动,并将探测角度向对侧倾斜,加深深度至 70~85mm,可以检测到对侧 ACA 和 ICA 分叉部及部分节段

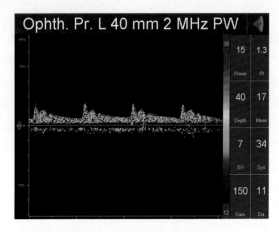

图 3-19 正常 OA 的血流频谱

的 MCA,此时还需要做颈动脉敲击或压迫试验来帮助鉴别
是否为对侧前循环的血管。

TCD 常规检测颅内动脉深度、血流方向及速度的正常
值范围见表 3-1。

表 3-1 TCD 常规检测颅内动脉深度、
血流方向及速度的正常值范围

动脉	深度(mm)	血流方向	Vm(cm/s)
MCA M1 段	45~65	朝向探头	80~100
ACA A1 段	60~70	背离探头	60~80
ICA 虹吸部	55~65	双向	60~80
OA	40~55	朝向探头	20~30
PCA	60~70	朝向、背离或双向	50~70
BA	80~110	背离探头	50~70
VA	55~80	背离探头	50~70

三、TCD 检测颅内外血管时应注意的问题

1. 若要得出正确的 TCD 诊断结论,需要在检测过程中对颅内外血管进行全面的检测,遇到颞窗透声不良时应尽可能利用对侧颞窗或眼窗检测以尽可能多的获得颅内血管的血流动力学参数。

2. 经颞窗检测时探头应避免太向前或太向后或过于倾斜的成角。不要盲目记录首次获得的血流信号。要尽可能寻找流速较高、频窗清楚、频谱形态良好及声频信号清晰的血流信号,遇到信号较差、包络线不清楚有可能影响到流速测量时,应采用人工或手动测量模式,以尽可能地获得准确的血流速度。

3. 在检测过程中深度的增加应是渐进的,并应尽量避免由于检测深度的改变而丢失信号,如果可能,在同一声窗上沿着受检动脉边增加探测深度,边轻轻的变换探头角度进行探查。如果血流信号丢失造成探测困难,应将探测深度重新减回到起始探测深度,再行检测。

4. 在检测过程中,应常规使用 CCA 压迫试验、颞浅动脉压迫试验和其他动脉的震颤压迫试验等辅助手段来帮助判断所检动脉的准确与否及侧支循环的开放情况。在行 CCA 压迫试验时,应注意压迫颈动脉的位置,尽量接近 CCA 的近端,避免压迫颈动脉球部,避免压迫和刺激气管,压颈的动作应轻柔而有效,避免因压迫位置不佳和动作粗暴引起患者的不良反应。压颈试验有引起卒中并发症的报道,但发生率极低。

5. 如果某侧的颞窗透声差、缺失或不可用时,可通过

对侧颞窗探查该侧的 MCA/ACA 信号。没有图像引导时，穿越中线的检查难度很大。可以通过测量患者的头颅直径来判断中线的深度。大多数成年人的中线位置在 70~80mm 深度处。一旦检测深度超越了中线，血管方向的识别就要颠倒过来：对侧 A1 段 ACA 是朝向探头的(75~85mm)，而其他血管均背向探头，包括 M1 段 MCA(85~105mm)、TICA(80~85mm)、P1/P2 段 PCA(75~83mm)。经颞窗在中线深度可以探及朝向探头方向的 BA 终点和 P1 段 PCA 的起始部的血流信号。

6. 经眼窗检测血管时 TCD 仪超声波的发射功率应控制在 5%~10%，一般不要超过 20%，耦合剂要充分涂布在探头和检测部位上。注意用力不要过大，时间不要过长，以免探头对患者的眼球压力过大引起患者不适或不良反应，尽可能避免对患者眼球带来损害。

7. 对于儿童患者，由于其头围较成年人明显小，所以应减小起始探测深度。

8. TCD 检测时没有探查到血流信号，并不一定代表受检动脉闭塞，需重复检测信号缺失的动脉段。

9. 在血管的血流信号可以较为清楚检出的前提下，TCD 仪的探头输出功率和增益不要设置得过高，以延长探头和仪器的使用寿命。如果信号弱，可增加取样容积，降低屏幕扫描速度，加大增益，获得"增强"的信号并使用人工测量。

总之，TCD 检测过程中血管识别的准确性和血流速度检测结果的可靠性都取决于操作者的熟练程度和技术水平。只有通过对血管解剖的深入学习，总结检查手法的体验，才能获取足够的操作经验。

第三节 压颈试验在脑血流 检测过程中的作用

颈总动脉压迫试验,简称为压颈试验。操作方法是在行颅内血管检测时以一手的示指和中指沿胸锁乳突肌内侧缘触摸在 CCA 搏动最明显的部位,以示指略微固定住 CCA,同时以中指向下压住 CCA,将其按压在颈椎的横突上,阻断其血流,同时观察颅内血流的变化。在做压颈试验时根据需要可分别行同侧压颈试验和对侧压颈试验,即行一侧颅内动脉检测时可以分别压迫同侧 CCA 和对侧 CCA 以观察颅内血流变化。行压颈试验时要注意按压 CCA 的部位尽量靠近其近心端,避免刺激颈动脉球部,以免引起心率、血压等变化;此外,静止按压 CCA 的时间不宜过长,通常 1~3 个心动周期即可,动作要轻柔,避免过于粗暴;还要注意按压部位不要过于靠近中线,以免刺激气管引起患者剧烈的刺激性干咳。在行压颈试验时还可以采用间断阻断和放开血流的震颤压迫方法以观察其对远端血流的振动效果。

进行 CCA 压迫试验的目的主要是:①判断所检测大脑中动脉的血流是来自同侧还是对侧颈内动脉系统;②判断颅外段颈动脉是否存在闭塞;③判断侧支循环是否开放,一侧颈内动脉严重狭窄或闭塞后,前、后交通侧支循环是否开放的判断,特别是对于判断前交通动脉是否开放具有重要意义;④根据压迫 CCA 阻断血流及解除压迫时脑血流的变化特征初步评价脑血管的自动调节能力。

(李 宏 赵洪芹)

第四章
TCD 检测结果的分析

第一节　正常多普勒频谱
分析及其临床意义

经 TCD 检测出的颅内外大动脉血流频谱主要表现为一定的振幅高度和频谱形态及音频特点,其变化是评价脑动脉血流动力学的重要基础,要判断血管有无病变,首先要了解正常情况下的多普勒血流频谱参数及其临床意义。

一、正常颅内动脉的多普勒血流频谱

正常颅内动脉血流频谱形态与外周血管相比呈相对低阻力型频谱,即收缩期血流速度较舒张末期血流速度大致为 2 : 1,搏动指数(PI)通常在 0.55~1.05 之间,收缩期血流上升支陡直,舒张期下降平缓;在收缩期形成的波峰上通常由于心动周期产生的动脉反应性收缩搏动而出现两个波峰,即 S1 峰与 S2 峰,通常 S1 峰流速大于 S2,在舒张早期由于动脉内压力较高,可以出现一个波峰,即 D 峰,D 峰较 S 峰要相对圆钝低平(见图 2-5)。血流频谱从收缩开始到达最高峰所经过的时间称为收缩峰时。

血液在血管中流动,正常状态下为层流状,即呈梭形流

动状态,中心部分为红细胞等有形成分,其流动速度较快;靠近细胞壁的周边部分为血浆、血小板等成分,其流动速度相对较慢。正常脑血管中的这种血液层流状态经过计算机的一系列转换,并通过伪彩编码技术,即显示为 TCD 血流频谱的混合色,其中频率高的血流信号集中于频谱的外围并经包络线平滑的包裹,颜色较深,以红、黄色为主;而低频率的血流信号位于频谱的中下部,接近基线(零位线)水平,表现为颜色较浅的绿色,并透出背景色,即为频窗。

二、正常颅外颈动脉的多普勒血流频谱

同颅内动脉的血流频谱形态基本一致不同,颈动脉颅外段的血流频谱各自特点不同。由于颈内动脉在颈部没有任何分支血管,并最终延续为颅内的大脑中动脉,因此颈内动脉颅外段的血流频谱同颅内大脑中动脉基本一致,也呈低阻力型(颅内化)血流频谱(见图 3-6);而颈外动脉的分支主要是在颌面部,因此血流频谱呈现外周动脉血流频谱特点,即高阻力型(颅外化)血流频谱,PI 通常大于 1.5(见图 3-7);颈总动脉的频谱特点则介于颈内动脉和颈外动脉之间,即相对颈内动脉呈较高阻力波形,又略低于颈外动脉的阻力(见图 3-5);锁骨下动脉由于其延续的分支最终多支配上肢的肌肉组织,因此阻力最高,呈现明显的高尖波形,有称为烟囱状波形,PI 可以达到 3.0~4.0 以上,其中收缩期波峰明显高尖,舒张末期流速极低,甚至接近基线水平,而在舒张早期可以出现短暂的反流现象(见图 3-9)。椎动脉颅外段由于主要供应颅内后循环血流,少部分肌支供应颈枕部的肌肉组织,因此其频谱形态接近颅内

49

椎动脉,又略显阻力增高。

熟悉和掌握正常情况下颅内外动脉血流频谱的特点,才能帮助识别和分析异常情况下脑血流动力学所反映的血管病变部位和程度。

第二节　异常多普勒频谱
分析及其临床意义

对于 TCD 检测结果的分析主要是对血流速度、血流方向、频谱形态和侧支循环开放状态的分析。

一、血流速度增快的临床意义

血流速度增快多见于血管管腔狭窄,其他较常见的还有蛛网膜下腔出血(SAH)等导致的血管痉挛、侧支循环开放后代偿的血流、脑动静脉畸形(AVM)的供血动脉。

1. **脑动脉狭窄**　主要包括脑动脉粥样硬化、大动脉炎、动脉夹层等导致的动脉狭窄。血流速度增快是动脉狭窄部位最直接和最重要的表现。当动脉管腔狭窄程度小于 50% 时,一般不会出现血流动力学的改变。因此,TCD只能诊断管腔减小超过 50% 的血管狭窄,并可根据血流速度增快的程度判断狭窄的程度。狭窄的动脉除流速显著增快以外,往往还伴有频谱紊乱和声频变化。血流速度增快是因为管腔变窄,频谱紊乱是因为狭窄处表面的不光滑及狭窄后扩张,血流正常的层流状态被打乱导致涡流形成。

2. **脑血管痉挛**　脑血管痉挛是指在基础性病变如

SAH 后脑血管发生的严重的收缩痉挛性改变。脑血管痉挛通常发生在蛛网膜下腔出血后的 4~16 天,随蛛网膜下腔的血液被吸收,血管痉挛的程度会减轻,TCD 监测脑血流可以动态观察到脑血流速度的增快过程及脑血管痉挛动态演变的过程。血管痉挛的临床分级以 MCA 为例:收缩峰值流速 Vs 在 140~160cm/s 为轻度痉挛,160~200cm/s 为中度痉挛,大于 200cm/s 为重度痉挛。血管痉挛同血管狭窄相比其特点是颅内多条血管对称性全程流速增高,血流仍呈层流状态,因此频窗存在,常无明显涡流杂音,频谱形态大致正常。痉挛解除后,血流速度恢复正常。

3. **侧支循环代偿** 如果频谱形态正常,除外狭窄和痉挛,出现的流速增高,可能是由于某支动脉发生了严重狭窄或闭塞,或者血管发育异常,引起了该动脉供血区域的缺血,周围动脉因参与代偿使流速增快。例如,一侧的 ICA 起始段严重狭窄或闭塞,对侧的 ACA 通过 AcoA 来代偿患侧的前循环,而出现血流速度增快。代偿性增快的血流频谱形态多数情况下是正常的,少数会有收缩早期的涡流。因此,在检测到某支血管血流速度增快而频谱形态正常时,要高度警惕是否有相邻大动脉的狭窄或闭塞,要结合其他血管的血流变化情况和压颈试验等综合分析判断,不能单纯考虑是该支动脉发生了狭窄。

4. **动静脉畸形** 当 TCD 检测到颅内某支动脉血流速度明显增快,尤以舒张期流速增高明显,搏动指数显著减低时,应考虑到脑动静脉畸形(AVM)的可能。AVM 属于颅内血管畸形中常见的一种疾病,是一团发育异常的畸形血管团,可有一条或多条动脉参与供血,往往有粗大的引流静脉,动脉与静脉之间缺乏毛细血管,动脉血直接流入发育异常的静脉,故血流速度快,且血管的阻力低。因此,TCD 显示供血动脉为高流速低阻力特征,血流速度越快,PI 降低越明显,此为 AVM 供血动脉的典型高流速低搏动指数血流频谱。AVM 患者除血流频谱异常外,在做压颈试验时 AVM 供血动脉的自动调节能力明显下降,表现为解除颈动脉压迫后血流的上升反应不明显。

5. 其他原因导致的血流速度增快　一些全身性和局部因素,如甲状腺功能亢进、贫血、发热、颅内占位病变压迫动脉等,均可引起血流速度增快,要注意加以鉴别。

二、血流方向异常的分析

TCD 所检测颅内外各动脉的血流方向在正常情况下是相对固定不变的,特别是颅内各动脉血流方向,由于声窗和探头探测角度的相对固定,所检测各动脉的血流方向在正常情况下不会发生变化。一旦发生血流方向的变化,如逆转,往往提示有严重的血管病变,并导致了侧支循环通路的开放。当然,颅内动脉血流方向的异常改变并不一定提示是颅内动脉的病变所导致,相反,有可能是颅外颈动脉的病变所导致。下面就 TCD 检测中常见的动脉内血流方向的异常变化分析其意义。

1. ACA 血流方向逆转的意义　经颞窗检测 ACA 的 A1 段其血流方向在正常情况下是背离探头的,流速显示为负值,当检测到一侧的 ACA 无正常的背离探头方向的血流,特别是经压颈试验证实 ACA 的血流来自对侧的前循环,且与同侧的 MCA 无论从血流方向、流速和频谱形态都一致,则提示 ACA 血流逆转的这一侧 ICA 近端严重狭窄或闭塞的可能,即 AcoA 开放,逆转的血流来自对侧的 ICA,经对侧的 ACA-A1 段并经 AcoA 再到患侧的 ACA-A1,向 ICA 闭塞侧的前循环供血,此时 ACA1 内的血流方向已由正常情况下的背离探头逆转为朝向探头了。此时应该尤其注意 ACA 逆转侧的 ICA 起始段有无严重血管狭窄或闭塞。

2. **OA 血流方向逆转的意义** 经眼窗检测到的 OA 血流信号正常情况下为朝向探头(正值)的低流速高阻力波形,当检测到的血流变为背离探头(负值),且频谱形态也发生相应的变化(阻力下降流速增高),往往提示这一侧 ICA 在发出 OA 前有严重血管狭窄或闭塞性病变存在,ICA 内的灌注压力明显下降,ICA 与 ECA 间的侧支循环开放,血流由 ECA 经远端分支再经 OA 反流入 ICA 系统,所以 OA 血流方向的异常变化也提示 ICA 存在严重狭窄或闭塞,且 ECA 至 ICA 的侧支循环开放。

3. **VA 和 BA 血流方向逆转的意义** 经枕窗检测到的 VA 颅内段和 BA 的血流方向均为背离探头朝向颅内的,当 TCD 检测到一侧 VA 或 BA 的血流方向发生改变,表现为收缩期或整个心动周期血流方向逆转,则往往提示 SubA 在椎动脉开口近端发生狭窄或闭塞导致盗血现象的发生。通常一侧 VA 血流方向完全或部分逆转更多见,若 BA 也出现血流方向的逆转,则提示双侧 SubA 或 VA(包括起始段)均有病变发生,导致前循环向后循环代偿供血。

4. **其他不常见的血流方向逆转** 通常 MCA 的血流方向是不会逆转的,但对于颅内压明显增高呈脑循环即将停止的濒死状态,TCD 可以检测到 MCA 血流呈收缩期方向正常舒张期血流逆转至基线下(有时舒张期血流方向不是全部逆转,可能部分逆转)的震荡波形或者最终发展为仅有收缩期存在的小尖波(钉子波)而舒张期无血流信号,此种血流改变通常仅见于临床上脑死亡患者。

三、血流速度减慢的临床意义

与血流速度增快相比,在 TCD 检测中血流速度减慢的改变有时不够客观,因为受检查者手法、声窗以及探测角度影响,血流速度的测量值有时可以与实际流速相比差距较大,导致 TCD 检测到的血流速度减慢。但有时血流速度的下降也有重要的病理意义。

1. **狭窄动脉远端的低流速、低搏动性血流频谱**　血管管腔狭窄造成远端血流灌注下降,例如 ICA 起始段的狭窄,可以造成颅内 MCA 血流灌注不足,从而检测到血流速度的减低,此时除流速下降外,往往还伴有频谱上的异常变化,如峰时后延、波峰圆钝和低搏动性,即血流频谱呈低阻力型,伴 PI 值降低。这些变化结合流速的降低提示近端血管有严重的闭塞性病变发生。

2. **狭窄或闭塞近端低流速高阻力频谱**　严重狭窄或闭塞造成近端血管阻力增大,流速减低。如 ICA 起始段的闭塞可以导致其近端 CCA 的血流速度下降,且频谱形态改变,表现为舒张期流速下降明显,PI 进一步增高的低流速高阻力(高搏动性)血流频谱。

3. **血管先天发育不良导致的血流减慢**　最常见于一侧 VA 流速较对侧明显减慢,但频谱形态正常,无明显低搏动性改变,往往提示此 VA 发育相对细小,属于弱势侧 VA。

同样,一侧 ACA 发育不良也可以出现较对侧 ACA 明显不对称,流速减慢的改变。

4. **其他原因导致的血流速度减慢** 心脏功能不全和老年性重度脑动脉粥样硬化性病变往往导致颅内脑血流量普遍性下降,脑血管流速普遍性减慢;此外锁骨下动脉盗血、脑死亡等导致的颅内动脉低流速,因有特征性改变,容易鉴别。

四、血流频谱形态和声频特点异常改变的分析

分析 TCD 所检测到的血流频谱,除了要重点分析其血流方向和血流速度变化的意义,还要注意其频谱形态和声频特点异常改变的意义。当颅内外动脉发生病变时,除了血流速度首先发生改变以外,频谱形态也会发生异常变化,注意分析这些变化可以有助于更好地得出准确的诊断和结论。

1. **血流频谱搏动性异常改变** 频谱的搏动性或阻力大小可以通过血流频谱的收缩期峰值流速(Vs)与舒张末期流速(Vd)之间差距的大小表现出来,TCD 检测中通过搏动指数(PI)和阻力指数(RI)的大小来反映血管的搏动性。不同的颅内外动脉的搏动性在正常情况下是不同的。颅内动脉的特点是相对低搏动性(颅内化),即低阻力波形,PI 通常在 0.55~1.05(图 2-1);而颅外颈动脉的搏动性较颅内动脉高(颅外化),呈高搏动性或高阻力波形,PI 通常大于 1.05,有的血管如 SubA 其 Vs 与 Vd 流速的差值就更大了,PI 往往大于 3.0 以上,频谱形态上表现为明显的高阻力波形特点。当发生某些病理改变时,血流频谱的搏动性会发生变

化,特别是将双侧相对应的同名动脉比较,这一变化会更明显。

(1) 高阻力血流频谱:严重血管狭窄或闭塞的近端血流频谱改变。例如 ICA 起始段的闭塞可以导致其近端 CCA 的舒张期流速明显下降,PI 值进一步增高呈高阻力(高搏动性)血流频谱。这种频谱形态的改变往往伴有血流速度的下降。但当 MCA 闭塞时,CCA 的频谱改变往往不典型,提示这种频谱变化在两支动脉相距较远且中间分支较多时往往使血流动力学的变化趋势减弱而不易观察到。老年性收缩期高血压患者以及颅内压增高等病变也会出现高阻力血流频谱(图 2-3)。

(2) 低阻力血流频谱:常见于血管出现严重狭窄或闭塞的病变后,其远端动脉由于灌注压力的下降,导致血流频谱的 Vs 与 Vd 间的差值变小,PI 值下降,呈现低搏动性改变,这时通常还伴有血流速度的下降(图 2-2)。例如一侧 VA 起始段的狭窄或闭塞可以导致 VA 环枢段及颅内段的血流频谱出现低搏动性改变,PI 值降低,流速也可以减慢。脑动静脉畸形(AVM)的供血动脉血流频谱会有特征性改变,表现为血流速度显著增快,同时伴有频谱的 PI 值明显下降,呈现典型的高流速低搏动性血流频谱,当出现这种频谱要想到 AVM 的可能。

2. **血流频谱形态的异常** 主要包括频窗消失或频窗填充,基线上下出现低频增强信号或涡流及湍流改变,也可以出现频谱上界显示不清或频谱呈现紊乱改变。这些频谱形态的异常改变,最多见于动脉严重狭窄段和狭窄后的节段性血流改变,主要是由于血流的层流状态被打乱,红细胞的流动处于一种无序状态或紊乱状态,导致血流"漩涡"的发生(图 2-4)。

3. 声频特点的异常 当血流频谱出现涡流、湍流或紊乱等异常改变时往往伴有声频特点的异常改变,伴涡流出现的主要是粗糙的低调的打鼓样或火车轰鸣样杂音,伴异常高流速及紊乱频谱可出现高调的乐音样或鸥鸣样血管杂音,有时还会伴基线上下短弧线状频谱变化而出现机械样传导性血管杂音,这些声频的改变也大多是动脉严重狭窄的表现。

总之,对于异常 TCD 血流信号的分析,要对血流方向、血流速度、频谱形态和声频特点等进行综合分析判断,不能孤立的拿出一条异常的血流信号进行分析诊断,还需要结合压颈试验等辅助手段,方能得出正确的结论。

(李 宏 王 伟)

第五章

颅内动脉狭窄或闭塞的 TCD 诊断

第一节　颅内动脉狭窄的
病因及临床表现

颅内动脉狭窄是指各种原因造成的颅内动脉管径缩小。造成颅内动脉狭窄的原因很多,最常见为动脉粥样硬化,其次为动脉夹层、肌纤维发育不良、烟雾病、免疫或其他原因引起的颅内动脉炎等。TCD 只能检测有无血管狭窄存在,不能诊断引起血管狭窄的原因。颅内动脉狭窄的临床表现可因不同血管、不同狭窄程度而有所不同,常表现为短暂性脑缺血发作、脑梗死、发作性意识障碍,有的患者可表现为非特异性的症状,如头痛、头晕等,还有的患者无任何临床症状。因此,有些患者的颅内血管狭窄常常是在查体过程中发现并诊断的。

第二节　颅内动脉狭窄的 TCD 诊断

TCD 可以对颅底大动脉的血流速度进行实时检测,这是 TCD 的优势,CTA、MRA 及 DSA 检查虽然能更加直观地检测到血管的狭窄及狭窄的程度,但均不能对血管内的血流状态进行实时检测。TCD 根据检测到的颅内血管的血流速度、频谱形态及声频变化,判断有无血管狭窄及狭窄的程度。

颅内动脉狭窄在发生频率上以大脑中动脉最高,其次是颈内动脉的虹吸弯段及终末端多见,椎 - 基底动脉汇合处,大脑后动脉和大脑前动脉也是常发生的部位。由于颅底 Willis 环动脉变异较大,血管走行方向不同,TCD 诊断各条动脉狭窄的可靠性不同。颅内血管中以 MCA 变异最小,走行较平直,MCA 狭窄漏诊或误诊的机会最小。ACA、PCA 解剖变异大,走行弯曲,血管狭窄时易漏诊。BA 狭窄由于解剖变异及操作难度增加,因此漏诊的机会也增加,尽可能地检查 BA 全长并结合 VA 一起分析可以减少漏诊。

一、颅内动脉狭窄的 TCD 诊断

TCD 诊断颅内动脉一条或多条血管狭窄,主要根据狭窄局部血流速度增快、血流频谱紊乱(频窗消失、涡流)及声频嘈杂等几个因素综合判断。

1. **血流速度增快** 当颅内动脉的管径狭窄程度 <30% 时,通常不出现血流动力学改变,只有当管径狭窄程度 >30%,TCD 才可以检测到狭窄部位血流速度轻度增快,狭窄程度 >50%,TCD 才可以检测到狭窄部位血流速度明显增快。血流速度增快是诊断血管狭窄最重要的指标。由于血流速度受许多因素的影响,故血流速度的正常值及诊断颅内血管狭窄血流速度标准尚未完全统一。目前多采用北京协和医院颅内动脉狭窄的诊断标准(表 5-1)。

表 5-1　北京协和医院颅内血管狭窄血流速度
诊断标准(>40 岁年龄组)

	临界值(cm/s)		诊断值(cm/s)	
	Vs	Vm	Vs	Vm
MCA	140~160	80~100	>160	>100
ACA	100~120	60~80	>120	>80
PCA	80~100	50~70	>100	>70
SCA	100~120	60~80	>120	>80
VA 和 BA	80~100	50~70	>100	>70

不同年龄组血流速度的正常值有所不同,随年龄增长,
血流速度逐渐下降。年龄在 60 岁以上,血流速度的标准要
降低 10~20cm/s。血流速度诊断标准也不是绝对数值,设
定数值不同,诊断狭窄的可靠性不同,在临床实际操作过程
中要灵活分析所测到的血流速度值,如 MCA 狭窄标准设定
在平均流速 80cm/s,狭窄诊断敏感性增加,而特异性相对降
低,狭窄诊断的敏感性为 83%,特异性为 86%;MCA 狭窄标
准设定在 100cm/s,狭窄诊断敏感性降低,为 70%,而特异
性相对增高,为 97%。当血流速度明显增快,平均血流速度
>100cm/s 或收缩期峰流速 >160cm/s,此时诊断血管狭窄误
诊机会相对小。但如果血流速度处于诊断临界值,如 MCA
平均血流速度 80~100cm/s,收缩期血流速度 140~160cm/s,
要结合双侧是否对称、频谱形态及其他血管的血流动力学
改变进行综合分析。

局限性或节段性血流速度增快对颅内动脉狭窄的诊断
有重要意义。狭窄局部血流速度明显增快,狭窄近端和远

端血流速度正常或相对减低,狭窄的近端呈高阻力频谱改变,狭窄的远端呈低流速、低搏动性改变,此种情况高度提示该部位血管有局限性狭窄。

若动脉狭窄程度在 50%~90% 范围内,狭窄程度越严重,血流速度越快,呈直线正比关系。当极度狭窄时,由于高流速血细胞成分明显减少,TCD 不易检测到少数高流速红细胞反射回来的信号,只能检测到大量低流速红细胞血流信号,血流速度可无明显增快,但血流频谱异常紊乱,TCD不能完整显示血流频谱信号,频谱上界常显示不清,包络线无法完整地勾画出血流频谱轮廓,此时血流速度值测量不准。

2. **血流频谱紊乱**　血管狭窄后的另一重要改变是血流频谱紊乱,出现粗糙或嘈杂样杂音。由于心排血量及血管管径相对恒定,正常情况下,各条大血管的血流速度在一定正常值范围内,当血管发生局限性狭窄时,狭窄段红细胞血流速度增快,层流状态被破坏,由于狭窄后血管代偿性扩张,高流速的血流经过狭窄段后血流速度减慢,红细胞流动方向也是杂乱无章的,TCD 表现为血流速度增快,蓝色频窗不明显或消失,基线两侧出现局限性低频高强度红色信号,为涡流频谱。涡流可出现在收缩期早期,有时可延长至舒张早期,甚至存在于整个心动周期,而且通常在基线两侧对称出现,并可伴有低调粗糙的杂音。

狭窄的涡流频谱需要与生理性涡流鉴别,生理性涡流常常出现在大动脉分叉处。在分叉处,由于局部血流发生紊乱,层流状态被破坏,如颈内动脉终末端 - 大脑中动脉与大脑前动脉分叉处,在 MCA 和 ACA 同时出现的深度,有时可以有生理性涡流出现。但生理性涡流常位于收缩早期,很少持续到舒张期,血流速度增快不明显,也无明显粗糙杂音。

当某些特殊情况下,如血管极度狭窄或血管痉挛造成的血流速度异常增快,血流撞击血管壁导致高调杂音,如高调尖锐的鸥鸣音(噢鸣音)或刺耳高调的机械性杂音(卡拉音),伴随鸥鸣样杂音出现特征性的短弧线高强度多普勒信号。短弧线多数情况下出现在收缩期,少数情况下收缩期和舒张期都出现,分布于基线两侧,但常以一侧为主(与血流方向一致侧更明显)。

二、颅内血管狭窄程度的 TCD 诊断

TCD 在一定程度上可以判断血管狭窄的严重程度,通过对血流速度、频谱形态、声频等动态变化的综合分析,对血管狭窄的程度进行分度。对于不引起血流动力学改变的轻度狭窄,不能被 TCD 检测出来,如斑块形成、内膜增厚等。用 TCD 诊断的颅内动脉狭窄程度也不完全等同于 CTA、MRA 及 DSA 对于血管狭窄程度的判断,因为后者可以显示血管的解剖结构,可以准确测量血管狭窄的程度,而 TCD 对于血管狭窄程度的判断是根据血流动力学改变推断而来,是估计值,而不是准确测量。临床医师根据 TCD 的检测结果确定进一步检查方案,选择 CTA、MRA 或 DSA 检查对狭窄的程度及分布进行更为准确的检测。

1. 轻度血管狭窄 当脑血管造影显示血管狭窄 10%~30% 时,常不引起血流动力学改变,狭窄不能被 TCD 检测到;血管狭窄 30%~50% 时可表现为局部血流速度轻度增快,但常低于 180cm/s,或两侧血流速度不对称,多普勒频谱

形态及声频常无明显改变(图 5-1),影像学常常表现为病变血管显影淡(图 5-2)。

　　MCA 轻度狭窄患者 TCD 及 MRA 表现:

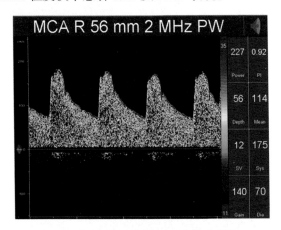

图 5-1　右侧 MCA 血流速度轻度增快

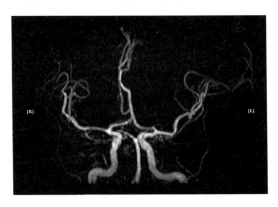

图 5-2　颅脑 MRA 示右侧 MCA 较左侧显影淡,左侧 MCA 正常

2. **中度血管狭窄** 随着病变发展,血管狭窄程度进一步加重,当狭窄程度达 50%~69% 时,可表现为局部血流速度显著增快,收缩期峰值流速超过 180cm/s,平均流速超过120cm/s,两侧半球血流速度明显不对称。出现血流紊乱多普勒频谱信号,表现为频窗消失,出现涡流或湍流频谱,但涡流或湍流多位于收缩早期,持续时间相对短。声频粗糙,代表层流状态柔和的乐音消失,代之以嘈杂音频(图 5-3、图 5-4)。

3. **重度及极重度血管狭窄** 当狭窄的程度达 70%~95% 时,可表现为局部血流速度显著增快,收缩期峰值流速 >220cm/s,平均流速 >150cm/s;当狭窄程度 >90%,收缩期峰值流速 >300cm/s,平均流速 >200cm/s,狭窄远端出现低搏动性血流,即狭窄远端血管的血流速度下降,PI 减低,两侧半球血流速度可显著不对称。狭窄局部出现血流紊乱更加严重,表现为涡流或湍流信号强度增强,持续时间延长,可持续整个收缩期,甚至整个心动周期(图 5-5);声频更加粗糙,甚至可闻及收缩期鸥鸣音。当血管极度狭窄,狭窄程度超过 95% 或接近闭塞时,由于狭窄局部血流紊乱严重,单位时间通过狭窄处的红细胞数量较少,此时 TCD 难以检测到真正高流速的红细胞,但血流频谱紊乱严重,分不清收缩期与舒张期血流,无法对血流速度进行测量,只能看到紊乱的涡流或湍流,听到低沉紊乱的声频。

图 5-5、图 5-6 为 MCA 重度狭窄患者的 TCD 及 MRA 表现。

表 5-2 为笔者医院 TCD 室根据多年经验并与 CTA、MRA、DSA 诊断颅内血管狭窄对照而得出的 MCA 狭窄严重程度诊断标准。

MCA 中度狭窄患者的 TCD 及 CTA 表现:

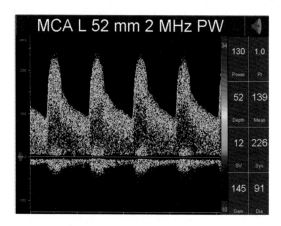

图 5-3　涡流

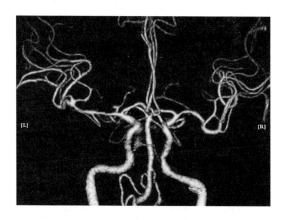

图 5-4　颅脑 CTA 示双侧 MCA 狭窄,以左侧为主

65

MCA 重度狭窄患者的 TCD 及 MRA 表现：

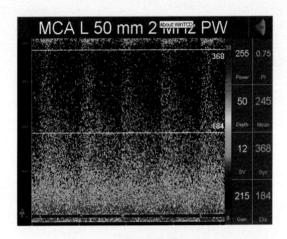

图 5-5　伴极其紊乱的血流频谱

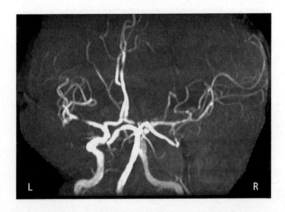

图 5-6　颅脑 MRA 示左侧 MCA 重度狭窄

表 5-2　狭窄程度 TCD 诊断标准(年龄 >40 岁)

MCA 狭窄程度	TCD 改变
轻度狭窄	收缩期峰值流速 130~170cm/s，频谱形态正常或频窗消失
中度狭窄	收缩期峰值流速 >170~220cm/s，频窗消失，出现涡流，声频粗糙
重度狭窄	收缩期峰值流速 >220~300cm/s，涡流强度增强，持续时间延长，声频粗糙
极重度狭窄	收缩期峰值流速 >300cm/s 或上界不清，难以检测到准确的血流速度，高调高强度杂音

注:轻度狭窄指管腔狭窄程度在 30%~50%;中度狭窄指狭窄程度在 50%~69%;重度狭窄指狭窄程度在 70%~95%;极重度狭窄指狭窄程度 >95%

目前国内对 TCD 诊断颅内动脉狭窄的标准不一。华扬研究结果表明,轻度颅内动脉狭窄(血管内径减小 20%~30%)时,60 岁以上患者 Vs 为 120~150cm/s,60 岁以下患者 Vs 为 140~170cm/s,多普勒频谱及声频无明显变化;中度颅内动脉狭窄(血管内径减小 50%~69%)时,Vm 为 120~150cm/s,重度颅内动脉狭窄(血管内径减小大于 70%)时,Vm>150cm/s,出现节段性血流速度改变,即狭窄段流速明显增高,狭窄近、远端流速相对减低,特别是狭窄远端血流减低伴相对低搏动性特征(PI 减低)。对于中重度颅内动脉狭窄,血流层流状态被破坏,出现紊乱血流,如病理性涡流和湍流。血流声频高尖而粗糙,其内混杂低钝的紊乱声频或高调的血管杂音。另外,当存在颅外段血管狭窄或闭塞以及出现侧支循环时,可对颅内动脉狭窄的诊断造成一定的困难。

三、TCD 对血管狭窄部位的判断

TCD 利用多普勒的原理对颅底大动脉的血流速度进行探测,TCD 对颅底大动脉的识别主要依靠不同的探测深度、血管的血流方向及频谱形态综合判断,不同的探测深度探测到不同的血管,对于同一支血管可以从某一深度逐渐加深深度,可以探测到该血管某一段。例如:通过颞窗于 40~45mm 处探测到 M1-M2 交界处,逐渐加深深度,其间不能丢失多普勒血流信号,至 60mm 处可以检测到 MCA 的水平段,根据血管的探测深度,初步判断位于狭窄血管的某一段。同样的方法可以判断 ICA 终末段、VA 及 BA 狭窄的部位。

四、颅内多发动脉狭窄

颅内动脉狭窄可以发生在单一动脉,也可同时发生在多条动脉,如双侧 MCA 狭窄,此时 TCD 表现为双侧 MCA 的流速增快,伴涡流频谱;BA 与 MCA 的狭窄,TCD 表现为这两条血管的节段性流速增快。由于引起颅内血管狭窄的常见病因,如动脉粥样硬化、烟雾病的早期改变,均可引起颅内多发脑动脉狭窄,在诊断颅内多发狭窄时,应注意与一侧狭窄其他血管代偿性流速增快的情况相鉴别。

第三节　颅内血管狭窄的鉴别诊断

颅内动脉狭窄的 TCD 表现为流速增快,但检测过程中发现血流速度增快,并非完全由血管狭窄所致,可能由其他

疾病所致,准确的诊断要通过血流动力学改变结合病史综合评定。

一、侧支循环代偿

由于颅底 Willis 环及颅内大动脉之间交叉供血,动脉与动脉之间存在广泛的侧支循环,由于侧支循环的存在,在一条或多条动脉发生严重狭窄或闭塞时,其他血管可发生代偿作用,保证大脑不致发生严重的缺血而引起卒中发作。当代偿其他血管参与供血时,也表现为血流速度的增快。代偿性血流速度增快的特点在于:收缩期峰值流速很少超过 220cm/s,频谱形态一般正常,少数情况下有轻度血流紊乱,表现为收缩早期涡流。以下为常见颅内血管代偿性血流速度增快时可能出现的病变血管。

1. **ACA 代偿性血流速度增快的原因** ①ICA 起始段严重狭窄或闭塞后,病变侧大脑中动脉血流压力低,健侧 ACA 通过前交通动脉、患侧 ACA 的 A1 段向 MCA 供血;②MCA 闭塞后,ACA 通过皮质支向患侧 MCA 供血区供血;③一侧 ACA-A1 先天缺如,对侧 ACA-A1 段供应双侧 ACA-A2 段,向双侧 ACA 分布区供血。

2. **出现 PCA 代偿性血流速度增快的原因** ①同侧 ICA 起始段严重狭窄或闭塞后,病变侧大脑中动脉血流压力低,PCA 通过后交通动脉经颈内动脉终末端向 MCA 供血;或通过 PCA 皮质支 MCA 供血区供血。②MCA 闭塞,病变侧 PCA 通过皮质支向 MCA 支配区供血。

3. **一侧 VA 代偿性血流速度增快** 其发生在:①对侧锁骨下动脉严重狭窄或闭塞,健侧椎动脉经汇合处、患侧椎动脉向锁骨下动脉供血;②对侧 VA 闭塞后,椎动脉扩张代偿,流速增快。

二、脑血管痉挛

是一种可逆性脑血管狭窄,脑血管痉挛发生时由于血管平滑肌收缩,管腔狭窄,当引起脑血管痉挛的病理因素去除后,管径恢复正常,则血流速度恢复正常。脑血管痉挛最常发生在蛛网膜下腔出血后,蛛网膜下腔出血后由于颅底 Willis 环大动脉及脑表面的血管均浸泡在血性脑脊液中,血液中血红蛋白及出血后释放的血管活性物质刺激血管和脑膜,导致脑血管痉挛。脑血管痉挛可发生于出血的同时,也可发生在脑出血后 10~14 天,称为迟发性脑血管痉挛。脑血管痉挛的 TCD 特征为多条血管的血流速度增快,同一条血管在不同的深度探测流速均快,不同于狭窄引起的节段性血流改变,收缩期峰值流速常低于 220cm/s,频谱形态正常或伴有轻度涡流。脑血管痉挛是一个动态演变过程,随病程的发生、发展、缓解及药物干预而发生变化,因此血流速度随时间有动态变化的过程,这一点与脑动脉狭窄不同。

三、脑动静脉畸形

脑血管畸形是脑血管的先天性发育异常。脑动静脉畸形(AVM)是最常见的一种脑血管畸形,AVM 是脑内某一区域由于脑血管发育异常导致的畸形血管团,病变部位脑动脉与脑静脉直接相连,缺乏毛细血管,由于缺乏阻力血管,使动脉及静脉血流速度明显增快,且静脉血管明显扩张迂曲,通常多条血管参与供血,周围脑组织的血流流入 AVM

区域。由于盗血作用,邻近脑组织产生缺血性症状,也可由于迂曲的血管破裂引起脑出血。脑 AVM 时由于多条动脉参与供血,TCD 常表现为供血动脉呈现高流速、低阻力的特点,血流速度常异常增快,通常是正常脑血流的 2~3 倍,收缩期与舒张期血流均增快,频窗消失,可检测到涡流或湍流频谱,频谱形态表现为明显的低搏动性,是其主要特点。

颅内动脉狭窄的鉴别诊断见表 5-3。

表 5-3 颅内动脉狭窄的鉴别诊断

	侧支循环开放	脑血管痉挛	脑动静脉畸形
常见病因	颅内大动脉严重狭窄或闭塞	蛛网膜下腔出血	脑血管发育畸形
流速增快的血管	一条或多条	多条	多条
紊乱频谱	正常或紊乱	正常或紊乱	紊乱频谱,伴涡流
PI 指数	正常或稍低	多正常	明显减低

第四节 颅内动脉闭塞的 TCD 诊断

由于 TCD 只能通过检测颅内脑血流动力学的改变来判断有无血管的狭窄和闭塞,不能检测到血管的二维解剖结构,且颅底 Willis 环动脉变异较大,血管走行弯曲,因此,TCD 对颅内动脉闭塞检测的可靠性相对低,尤其是对 ACA、PCA、VA 及 BA,由于 MCA 走行平直,临床变异少,对 MCA 血管闭塞的诊断可靠性较高。

一、大脑中动脉闭塞

MCA 是颅内动脉硬化血栓形成或栓子脱落栓塞的好发部位。当 MCA 主干闭塞时,在颞窗穿透良好的前提下,TCD 检测到的血流动力学改变包括:

1. 不能探及 MCA 血流　沿 MCA 主干检测,于深度 45~60mm,个别双顶径较大的患者,深度达 65mm 未探测到血流信号或测到较低流速的血流信号,通过对侧颞窗探测深度达 80~100mm 也未获得 MCA 血流信号时,应考虑 MCA 闭塞;病变同侧 ACA、PCA 血流信号良好,由于参与代偿流速较健侧同名动脉相对升高。

2. 慢性 MCA 闭塞时,通常可检测到 MCA 主干深度范围内多支、单向或双向、血流搏动指数低、血流速度明显减慢的血流频谱,病变同侧 ACA、PCA 血流速度代偿性增快,OA 血流方向正常,并通过压颈试验排除颈内动脉闭塞。图 5-7、图 5-8 分别为左侧 MCA 慢性闭塞患者 TCD 与 CTA 表现。

二、大脑前动脉闭塞

TCD 对 ACA 闭塞的诊断有一定的局限性,特别是 ACA-A1 段闭塞。AcoA 功能完善,沿 MCA 逐渐加深深度至 65~75cm 未探测到负向血流,对侧 ACA 流速增快,较 MCA 流速相对升高,此种情况下可能为 ACA-A1 闭塞,也可以为一侧 ACA-A1 发育缺如引起。TCD 不能诊断 ACA-A2 段闭塞。

左侧 MCA 慢性闭塞患者的 TCD 及 CTA 表现：

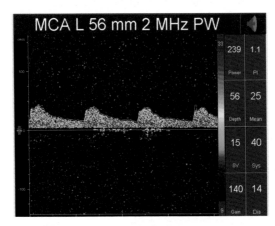

图 5-7　左侧 MCA 慢性闭塞血流频谱图

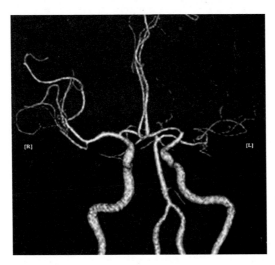

图 5-8　颅脑 CTA 示左侧 MCA 闭塞

三、颈内动脉终末段(TICA)闭塞

当 TICA 闭塞时,可影响同侧的 ACA、MCA 供血。通常,TICA 闭塞往往由 ICA 颅外段闭塞性血栓形成并向上蔓延所致。其闭塞部位在 ACA/MCA 水平时,则 ACA 和 MCA 血流信号均消失(颞窗穿透良好),通过健侧颞窗向患侧交叉检测,均未探测 ACA 和 MCA 的血流信号,可探测到 PCA 血流频谱,且流速较对侧增快。

(赵洪芹 高 翔)

第六章

颈内动脉狭窄或闭塞的 TCD 诊断

第一节　颈内动脉狭窄常见病因及临床表现

颈动脉狭窄是引起脑血管病的重要危险因素。颈动脉狭窄可由不同的病因所致,常见的病因有颈动脉粥样硬化、颈动脉夹层、纤维发育不良、Takayasu 大动脉炎及放疗后所致的颈动脉狭窄。

一、颈动脉粥样硬化性狭窄

颈动脉粥样硬化是全身性动脉硬化的一部分。血管内皮的反复损伤是动脉粥样硬化的重要步骤,一些因素,如湍流、高血压、慢性高脂血症、糖尿病、吸烟、感染等可导致内膜的慢性损伤,循环血浆中的脂质进入受损的部位,特别是低密度脂蛋白,被单核细胞摄取形成泡沫细胞,并刺激平滑肌细胞增生。增生的平滑肌细胞、单核细胞及泡沫细胞一起移行到内膜下形成动脉粥样硬化斑块,斑块逐渐增大引起血管动脉粥样硬化性狭窄。

轻度颈动脉狭窄患者常无明显临床症状,有时即使是严重的血管狭窄,由于侧支循环代偿完整,斑块稳定,患者也可无任何临床症状。颈动脉狭窄引起的临床症状与狭窄程度、侧支循环的建立及斑块的稳定性有关。颈动脉狭窄可引起缺血性脑卒中,临床表现为 TIA、发作性意识障碍、脑梗死等,也可引起非特异性症状,如头晕、记忆力减退等。颈动脉狭窄引起缺血性脑血管病的发生率各家报道有一定的差别。无症状性狭窄患者狭窄同侧卒中的年发生率较低,约为 2%,欧洲颈动脉手术治疗小组(ECST)报道无症状性颈动脉狭窄超过 70% 的患者卒中的年发生率为 1.9%。颈动脉粥样斑块出现溃疡和斑块形态的不稳定性与卒中危险性的增加直接相关,Michael E 观察 659 例高度颈动脉狭窄患者,对伴发溃疡斑块患者随诊观察 2 年,随狭窄程度从 70% 发展到 95%,同侧卒中的危险性由 26.3% 发展到73.2%;而对那些未伴发溃疡斑块者,随狭窄程度的增加,同侧卒中的危险性未相应增加,仍为 21.3%。

二、颈动脉夹层

颈段颈内动脉是最常报道发生头颈部动脉夹层(CAD)的部位,CAD 是已确定的卒中原因之一,尤其是青年卒中,颈动脉夹层所致卒中约占青年卒中的 20%。CAD 与轻度颈部扭曲或创伤有明显的相关性,各种体育活动、剧烈咳嗽、性生活、按摩推拿等均可引起 CAD。主要临床表现是伴有同侧颈部、面部及头部疼痛的卒中或短暂性脑缺血发作,疼痛通常发生在缺血症状出现前 4 周至数小时,为非搏动性剧烈头痛;颈动脉夹层引起脑卒中的机制与狭窄或阻塞引起血流动力学损害有关,也可由于病变部位栓子脱落造成血管远端栓塞所致;偶见同侧脑神经麻痹,最常见的为舌下神经麻痹。CAD 最常见的 DSA 表现是"线样征"——动脉管腔长段狭窄;夹层特征性改变:内膜瓣及双腔征,某些夹层患者因血管闭塞,管腔突然变细,形成"鼠尾状"改变,某些患者表现为动脉瘤样扩张。

三、肌纤维发育不良

肌纤维发育不良(FMD)是一种特发性全身血管病,以动脉非动脉硬化性、非炎症性平滑肌及弹性组织异常为特征。病理以平滑肌增生或变薄、弹性纤维破坏、纤维组织增生及动脉壁紊乱为特征。组织学异常可能引起动脉壁 3 种病理改变:①多发性狭窄;②交替性血管壁扩张(串珠样表现),是最常见的类型;③当 FMD 以非环绕的方式累及动脉壁时可形成动脉瘤。肌纤维发育不良病因不明,可能与遗传、激素等因素有关。FMD 患者临床症状与受累动脉狭窄程度有关,也与 FMD 病变部位有关,可无任何临床症状。累及颈动脉或椎动脉的 FMD,可表现为 TIA、黑矇、偏瘫、脑神经麻痹、Horner 综合征,病变血管呈囊状扩张,血流在局部流动缓慢或形成涡流,血小板、红细胞等有形成分积聚形成栓子,栓子脱落造成脑栓塞;受累血管严重狭窄或闭塞可以引起狭窄远端脑组织血流灌注不足,引起低灌注性脑梗死。病变也可累及颅内血管引起动脉瘤,动脉瘤破裂致蛛网膜下腔出血。

FMD 与动脉粥样硬化引起的血管病并不难鉴别。动脉粥样硬化主要见于老年人,病变主要累及大动脉的近段或动脉分叉部位,患者多具有脑血管的危险因素,如糖尿病、高血压、高脂血症等;而 FMD 患者多见于青年患者,以女性多见,病变部位多累及动脉的中段及远段,且多无脑血管病的危险因素。

四、Takayasu 大动脉炎

Takayasu 大动脉炎又称无脉症,是影响主动脉及其主要分支的一种慢性多发性非特异性大血管动脉炎,年轻人多发,特别是女性。病因目前尚未完全明了,多数学者认为是一种大动脉的自体免疫性疾病。病变好发部位主要位于主动脉、腹主动脉,其次是颈总动脉及其分支,常累及多支动脉。病理为动脉全层的炎性反应,动脉壁广泛不规则纤维化,使动脉管腔不规则狭窄,内膜纤维性增厚,表面粗糙,易导致继发性血栓形成。临床早期常有低热、乏力,肌肉、关节疼痛,血沉增快等非特异性全身症状,约有半数患者出现神经系统症状,如头痛、视物模糊、痫性发作、短暂性脑缺血发作、脑梗死及脑出血等。治疗给予皮质类固醇、细胞毒性药物、外科手术或这些方法的组合。有报道应用皮质类固醇治疗后颈动脉狭窄可消退。

五、放疗后所致颈动脉狭窄

颈动脉狭窄是鼻咽癌及其他头颈部肿瘤放疗后并发症之一。放疗后颈动脉狭窄以颈内动脉及颈总动脉最常见,其次为颈外动脉及椎动脉。放疗后颈动脉狭窄的发病率各家报道略有差别,Dubec 等报道了 45 例头颈部患有恶性肿瘤的患者,放疗后颈动脉狭窄的发生率为 60%,其中 38% 的患者狭窄程度超过 50%;Wynnie WL 等对 71 例鼻咽癌行放疗治疗的患者进行颈动脉彩色双功能超声检查,发现

77.5% 的患者伴发颈动脉狭窄,其中 29.6% 狭窄超过 50%,引起明显的血流动力学改变。放疗所致的颈动脉狭窄与放射疗法的剂量有关,另外还与放疗持续的时间有关。放疗后引起血管损伤的机制有 3 种:①血管的滋养血管损伤或闭塞,引起血管弹性组织及肌层损害,代之以纤维化增生;②血管外膜的纤维化致管腔狭窄;③放射疗法加重动脉粥样硬化的进程。放射治疗所致的颈动脉狭窄目前无特效治疗,轻度狭窄给予抗血小板及改善循环治疗。

第二节　颈内动脉狭窄或闭塞的 TCD 诊断

颈内动脉(internal carotid artery,ICA)是动脉粥样硬化的好发部位,该动脉的狭窄与脑血管病的发生密切相关。颈内动脉颅外段(extracranial segment of internal carotid artery,EICA)是动脉粥样硬化性狭窄最常见的部位,其次是颈内动脉的虹吸弯及颈内动脉的终末端,颈内动脉颅外段动脉粥样硬化性狭窄主要发生在颈内动脉的起始端。颈内动脉的终末端是颅内动脉狭窄,诊断标准参照颅内动脉狭窄的诊断标准,颈内动脉虹吸弯可以经过眼窗探测到,根据血流速度、频谱形态及声频的改变判断有无血管狭窄及狭窄的程度。本部分主要探讨颈内动脉起始端狭窄。

颈内动脉起始端狭窄可由不同病因引起,由于 TCD 不能检测到血管的二维解剖结构,因此只能根据血流动力学的改变判断有无血管狭窄及狭窄的程度。EICA 狭窄后 TCD 主要表现为狭窄局部血流速度增快,狭窄远端低流速、低搏动性血流频谱改变及侧支循环开放,但不同狭窄程度 TCD 的表现不尽相同。

一、EICA 轻度狭窄

EICA 轻度狭窄(狭窄程度 <50%)一般不引起血流动力学改变,多数情况下不能被 TCD 诊断。用 4Hz 连续脉冲多普勒探头连续探测颈动脉,包括颈总动脉(CCA)、颈外动脉(ECA)及 EICA。由于 EICA 轻度狭窄未引起明显的血流动力学改变,CCA、ECA 及 EICA 血流速度、频谱形态及 PI 指数均无明显改变。有时可检测到 EICA 血流速度轻度增加,但收缩期峰值流速(PSV)<125cm/s,双侧颈动脉血流速度相差 <30cm/s,频谱形态及 PI 指数正常,颅内大脑中动脉血流速度及频谱形态正常,无侧支循环开放。

二、EICA 中度狭窄

(一)颅外颈动脉的改变

EICA 中度狭窄(狭窄程度 50%~69%),狭窄局部即颈内动脉的起始端,血流速度增快,PSV 125~230cm/s,双侧 EICA 血流速度不对称,血流速度相差 >30cm/s,频谱紊乱,频窗消失,或在收缩早期有时可见到涡流,声频粗糙。CCA 与 ECA 的血流速度及 PI 指数改变不明显。图 6-1、图 6-2 分别为右侧颈内动脉起始端中度狭窄 TCD 及 DSA 表现。

(二)狭窄侧 MCA 脑血流改变

患者颅内 MCA 血流速度及 PI 指数下降不明显,少数患者有频谱形态改变,双侧不对称,狭窄侧峰时后延或 S1 及 S2 波融合,多数患者双侧血流速度及频谱形态对称,无

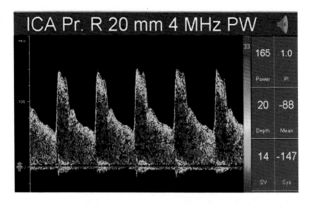

图 6-1 右侧颈内动脉起始端流速增快,伴涡流

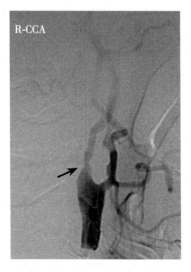

图 6-2 DSA 示右侧颈内动脉起始端中度狭窄

81

侧支循环开放。

三、EICA 重度狭窄或闭塞

（一）颅外颈动脉的改变

EICA 重度狭窄或闭塞（狭窄程度 70%~99%），颈内动脉的起始端血流速度增快更加明显，PSV>230cm/s，严重者可达350cm/s 以上，双侧血流明显不对称，血流频谱紊乱，频窗消失，伴有涡流，声频嘈杂；血管严重狭窄接近闭塞时，血流紊乱严重，只见到紊乱的血流信号，正常频谱形态消失，无法区分收缩期及舒张期血流，无法检测血流速度，闭塞时测不到血流信号。部分 ECA 由于参与侧支循环供血，血流速度增快，变为低搏动性血流频谱，此时颈外动脉血流频谱形态类似于颈内动脉血流频谱，因此颈内动脉的起始端闭塞的患者由于测不到 EICA 血流，此时可能将增快、低搏动性血流的 ECA 误诊为 EICA 血流。双侧 CCA 血流速度不对称，患侧血流速度减慢，PI 指数增高，呈现高阻力血流频谱。图 6-3、图 6-4 分别为左侧 EICA 严重狭窄部位 TCD 及 DSA 表现。

（二）狭窄侧 MCA 脑血流的改变

引起血流动力学改变的严重狭窄或闭塞造成狭窄远端动脉内压力降低、血流速度减慢、远端阻力小的动脉代偿性扩张，使动脉搏动指数降低，故双侧 MCA 血流速度明显不对称，患侧 MCA 呈低流速、低搏动性血流改变（见图 2-2）

临床检测过程中，两侧血管血流参数要进行比较，EICA 狭窄后 MCA 血流速度与搏动指数双侧不对称，比某一参数绝对值升高或减低程度的临床意义更大。MCA 血流速度和频谱形态不仅与 ICA 狭窄程度有关，还与侧支

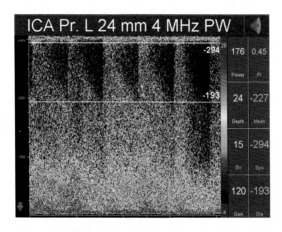

图 6-3 左侧 EICA 严重狭窄,局部血流速度明显增快,伴血流频谱紊乱

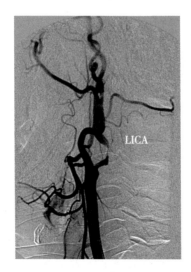

图 6-4 DSA 示左侧 EICA 重度狭窄

循环是否建立有很大关系。狭窄越严重并不意味着同侧
MCA 血流速度下降就越明显,狭窄虽严重但侧支循环建立
好,则严重狭窄或闭塞侧远端血流下降可以不明显。因此,
严重狭窄或闭塞侧 MCA 血流速度即使在正常范围,但较对
侧低且频谱圆钝,就可能存在 ICA 狭窄或闭塞,此时频谱形
态的不对称性在诊断过程中起重要作用。

在导致双侧 MCA 不对称的原因中,EICA 狭窄或闭塞
是一个重要原因。此外,如果双侧 EICA 都存在严重狭窄
或闭塞,双侧 MCA 血流速度和搏动指数都降低,此时双侧
不对称性可以不明显,但频谱形态与正常不同,因此检测过
程中不仅要双侧比较,也需将检测动脉的参数与同名动脉
正常参数比较,并对颅脑血管进行全面检测,方能做到不漏
诊、不误诊。

(三) EICA 严重狭窄或闭塞后侧支循环开放

1. **前交通动脉(AcoA)开放**　　AcoA 连接双侧 ACA,将
ACA 分为交通前段(ACA-A1)及交通后段(ACA-A2),TCD 检
测到的 ACA 血流信号为 ACA-A1 段血流信号。AcoA 是将左
右两侧半球动脉联系在一起的重要循环途径,当一侧 ACA 供
血区血流减少时,健侧 ACA 可通过 AcoA 向患侧 ACA 区供血,
起到代偿作用,如 EICA 严重狭窄或闭塞。正常情况下 Willis
环左右两侧压力平衡,AcoA 无血流通过,因此 TCD 检测不到
前交通动脉血流,只能通过压颈试验判断 AcoA 是否存在。

正常情况下,经颞窗 TCD 检测到血流方向朝向探头的
MCA 和血流方向背离探头的 ACA。EICA 严重狭窄或闭塞
后,狭窄远端,即颈内动脉终末端、MCA 及 ACA 动脉灌注
压降低,由于压力不平衡,健侧 ACA 通过 AcoA 及 ACA-A1

向狭窄侧 MCA 供血,使狭窄侧 ACA- A1 血流方向发生逆转,由原来背离探头的血流,逆转为朝向探头的正向血流,此时,狭窄侧 MCA 及 ACA 的血流方向均为正向血流,TCD 在检测过程中从 MCA 到 ICA,探测深度从 60~70mm,均探测不到负相 ACA 信号,因此时 ACA 的血流可以重叠在 MCA 及 ICA 终末端血流信号内。如果 TCD 经颞窗探测深度从 60~70mm 均探测不到背离探头的 ACA 血流信号,说明可能存在狭窄侧 ACA- A1 血流方向逆转,或 ACA-A1 无血流信号,即 ACA-A1 发育缺如。

　　(1) AcoA 开放的 TCD 特点:①狭窄侧 ACA 血流方向逆转,血流方向同 MCA(图 6-5);②对侧 ACA 血流速度代偿性增快,频谱相对正常(图 6-6);③压迫健侧 CCA 后,狭窄侧 MCA 血流速度下降。压迫狭窄侧 CCA,狭窄侧 MCA

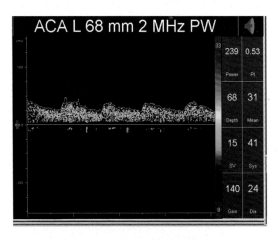

图 6-5　左侧 EICA 严重狭窄后狭窄侧 ACA 血流方向逆转

下降不明显（为预防压颈试验时斑块脱落，建议不压迫狭窄侧，除非特别需要）。图 6-7DSA 证实为左侧 EICA 严重狭

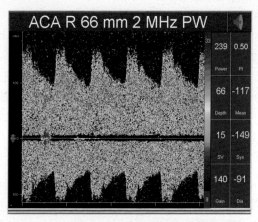

图 6-6　左侧 EICA 严重狭窄后健侧 ACA 血流速度代偿性增快

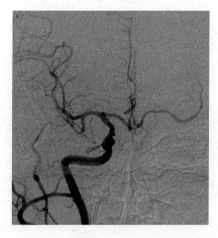

图 6-7　左侧 EICA 严重狭窄后 AcoA 开放的 DSA 表现

窄后 AcoA 开放。

EICA 严重狭窄或闭塞后 AcoA 开放,健侧颈内动脉系统经 AcoA 向狭窄侧颈内动脉分布区供血,但 AcoA 的开放依靠 AcoA 及 ACA- A1 存在并发育完整,但约 10%~15% 的患者存在 AcoA 或 ACA- A1 缺如或发育不良,在 EICA 严重狭窄或闭塞后不能发挥代偿作用,也就是无 AcoA 侧支循环开放,TCD 可以诊断 AcoA 或 ACA-A1 缺如或发育不良。

(2) AcoA 缺如或发育不良的 TCD 特点:①狭窄侧 ACA 为背离探头的负相血流,但频谱低平圆钝,为低流速低搏动性血流;②健侧 ACA 未见明显增快,频谱形态正常;③压迫健侧 CCA 后狭窄侧 MCA 血流速度未见明显改变,压迫狭窄侧 CCA 后狭窄侧 MCA 血流速度可下降。

(3) ACA-A1 缺如的 TCD 特点:ACA- A1 段先天缺如或发育不良,对侧 ACA-A1 供应双侧 ACA。①狭窄侧 ACA 测不到血流信号;②健侧 ACA 血流速度明显增快,频谱形态正常;③压迫健侧 CCA 后狭窄侧 MCA 血流速度未见明显改变,压迫狭窄侧 CCA 后狭窄侧 MCA 血流速度有下降。

临床检测过程中可以根据 ACA 血流速度、血流方向及频谱形态,结合压颈试验来判断有无 AcoA 开放,及 AcoA 与 ACA- A1 发育情况。

2. **后交通动脉(PcoA)开放** PcoA 起自颈内动脉的终末端,是联系颈内动脉系统与椎 - 基底动脉系统的重要动脉,正常情况下由于前后压力平衡,颈内动脉系统与椎 - 基底动脉系统各自向支配区域供血,无 PcoA 开放,TCD 不能检测到 PcoA 血流,只能通过压颈试验判断 PcoA 是否存在。PcoA 将 PCA 分为交通前段(PCA-P1)和交通后段(PCA-P2),

TCD 通过颞窗可以探测到朝向探头方向的 PCA-P1 血流信号,也可以探测到背离探头的 PCA-P2 血流信号。少数患者 PCA 起自颈内动脉,检测时压迫同侧 CCA,PCA 血流速度下降,此种 PCA 称为胚胎型 PCA,随着血管检查影像学的发展,发现胚胎型 PCA 并非少见。

EICA 严重狭窄或闭塞后,狭窄侧 ICA 远端动脉内压力降低,Willis 环前后压力平衡被打破,PcoA 开放,血流从后循环经 PCA-P1 段和 PcoA 向同侧 ICA 终末端供血,即椎 - 基底动脉系统通过 PcoA 向颈内动脉系统供血,发挥代偿作用。

(1) PcoA 开放的 TCD 特点:①双侧 PCA 血流速度不对称,狭窄侧 PCA 血流速度增快,PI 指数下降(图 6-8、图 6-9);②BA 及双侧 VA 血流速度增快,频谱相对正常;③压迫患侧 CCA,同侧 PCA 血流速度可进一步增快。

PcoA 开放有赖于 PcoA 的存在及 PCA-P1 段正常。如果 PcoA 和(或)PCA 发育不良或缺如,或 PCA 起自颈内动脉,ICA 严重狭窄或闭塞后,则无后 PcoA 开放。PcoA 开放时双侧 VA 和 BA 血流速度增快,代偿性增快的椎 - 基底动脉,除血流频谱相对正常外,常常表现为整条血管血流速度均匀一致增快,有别于血管狭窄的局限性血流速度增快。

在重度颈动脉狭窄患者,PCA 扩张代偿,血流速度增快,经颞窗容易探及,此时容易将 PCA 血流频谱误诊为 MCA 血流频谱。另外,作者对部分 TCD 检查发现双侧 PCA 血流速度不对称,狭窄侧 PCA 血流速度增快,伴 BA 及双侧 VA 血流速度增快的患者,TCD 诊断为 PcoA 开放,行 DSA 检查发现,后循环血流速度增快并非由 PcoA 向颈内动脉系

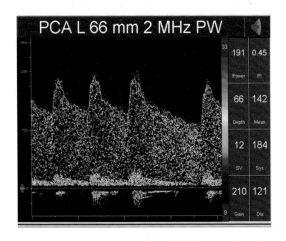

图 6-8 狭窄侧 PCA 血流速度增快,PI 指数下降

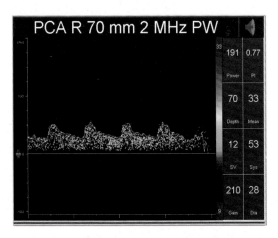

图 6-9 健侧 PCA 血流频谱图

统供血所致,而是通过 PCA 皮质支与狭窄侧 MCA 及 ACA 皮质支形成侧支循环,向 MCA 及 ACA 供血区供血。因此,TCD 对于 PcoA 开放的诊断不如 DSA 对于 AcoA 开放诊断的可靠性高,因此准确诊断侧支循环开放需行 DSA 检查。有人建议用同侧 PCA 血流速度增快的程度判断 PcoA 开放,认为如果 ICA 狭窄,同侧 PCA 血流速度是对侧 PCA 血流速度 2 倍以上可诊断为 PcoA 开放,但 TCD 诊断 PcoA 开放的可靠性与准确性需与 DSA 对照研究方能确定。

(2) PcoA 发育不良或先天发育缺如的 TCD 特点:①双侧 PCA 血流速度基本对称,PCA 血流速度正常;②压迫狭窄侧 CCA,狭窄侧 PCA 血流速度无明显改变。

3. 颈内外侧支开放的 TCD 特点 眼动脉(OA)是由颈动脉虹吸弯发出,与视神经一起向眼眶方向走行,参与眼球供血。OA 与颈外动脉的分支颞浅动脉、上颌动脉、面动脉的鼻外侧动脉等分支间有广泛的吻合,当颈内动脉颅外段发生严重狭窄或闭塞时,颈外动脉通过上述侧支通路经 OA 向颈内动脉及其远端供血。OA 属于外周动脉,为高阻力血流频谱。正常情况下 OA 血流朝向探头,呈颅外血流频谱形态,搏动指数 >1.0。当 ICA 在 OA 发出前严重狭窄或闭塞,ECA 血流经 OA 反向流入 ICA 的虹吸弯,向同侧颅内供血,此时 TCD 经眼窗可检测到 OA 血流方向改变,由正向逆转为负向血流信号,有时可为双向血流信号,频谱形态均由高阻力频谱转变为低血流低阻力频谱,PI 指数 <1.0 (图 6-10)。当 ICA 在 OA 发出后严重狭窄或闭塞,OA 的血流方向及频谱形态可无明显改变。因此,可以通过 OA 血流方向及频谱形态判断是否存在 ECA 向 ICA 侧支供血,间

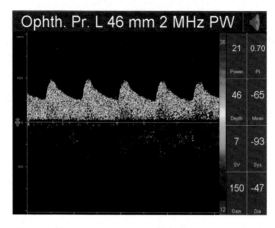

图 6-10　颈内外侧支开放,OA 血流方向逆转,PI 指数下降

接判断有无 EICA 严重狭窄或闭塞。

四、双侧 ICA 颅外段重度狭窄或闭塞的 TCD 特点

以上讨论的是一侧 ICA 颅外段不同程度狭窄或闭塞的 TCD 特征。ICA 狭窄的常见原因为动脉粥样硬化,而动脉粥样硬化为全身性疾病,可累及全身的大动脉,因此 ICA 的狭窄不仅可累及一侧,也可双侧同时受累,而且狭窄的程度可以从轻度狭窄到完全闭塞各种组合,如:①一侧轻度狭窄,另一侧重度狭窄;②双侧重度狭窄;③一侧闭塞,一侧重度狭窄;④双侧闭塞。一侧轻度狭窄,另一侧重度狭窄的 TCD 特征同以上讲述的一侧重度狭窄的表现相同,后三种情况的 TCD 表现类似,其特点概括为:

（一）EICA 脑血流改变

如为双侧 EICA 重度狭窄，TCD 可在狭窄的局部检测到双侧高流速血流信号，伴涡流，声频粗糙；如为一侧闭塞，一侧重度狭窄，闭塞侧检测不到血流信号，狭窄侧可以局部检测到高流速血流信号，伴涡流；如为双侧闭塞，双侧均检测不到 EICA 血流信号。颈外动脉的血流速度可明显增快，频谱形态常为低阻力改变。

（二）颅内 MCA 血流改变

双侧 MCA、ICA 终末段呈低流速、低搏动性改变，血流速度有时可在正常值范围内，但频谱形态呈明显的低搏动性改变，双侧血流速度、频谱形态可以对称，也可不对称。

（三）侧支循环的建立

1. AcoA 开放　AcoA 开放取决于解剖结构的完整，及 AcoA 两端动脉压力是否平衡。双侧重度狭窄如果狭窄程度不同，或一侧闭塞，一侧重度狭窄，造成远端 AcoA 两端动脉压力不平衡，且 AcoA 及 ACA-A1 发育完整，可以有 AcoA 开放，通过开放的 AcoA，血流可以从重度狭窄的一侧向闭塞侧供血或狭窄程度相对轻的一侧向狭窄程度更重的一侧供血；但如果双侧重度狭窄的程度差不多，或双侧 ICA 闭塞，由于 AcoA 两端动脉压力没有失衡，则无 AcoA 开放。

2. PcoA 开放　双侧 ICA 颅外段重度狭窄或闭塞后，由于前循环呈低灌注状态，PcoA 连接的颈内动脉系统与椎-基底动脉系统之间的压力平衡被打破，如果 PcoA 及 PCA-P1 发育良好，则 PcoA 开放，且可为双侧开放（图 6-11），TCD 表现为双侧 PCA、VA 及基底动脉血流速度明显增快，血管扩张代偿，PI 指数降低，呈低搏动性频谱改变。如果一侧或

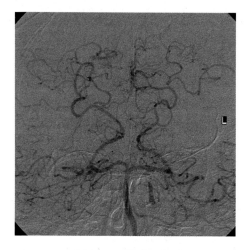

图 6-11　颅脑 DSA
双侧颈内动脉闭塞患者,双侧后交通动脉开
放向 MCA 供血

双侧 PcoA 及 PCA-PI 发育不良,则可以影响 PcoA 开放。

3. **颈内外侧支循环开放**　由于双侧 ICA 颅外段重度
狭窄或闭塞,ICA 向颅内供血减少,颈外动脉通过 OA 向颅
内颈内动脉系统供血,可表现为双侧颈内外侧支循环开放。
TCD 表现为:①双侧 OA 动脉血流方向逆转,经眼窗探测由
朝向探头逆转为背离探头的血流信号,或双向血流信号,血
流频谱形态由高阻力转变为低阻力血流频谱;②双侧 ECA
血流速度增快,PI 指数下降。

五、ICA 严重狭窄或闭塞后侧支循环开放的意义

ICA 严重狭窄或闭塞后侧支循环开放,代偿了狭窄后

的灌注不足，因此有的患者尽管已经发生了严重的血管狭窄，但临床症状轻微，甚至无任何临床症状。但狭窄后侧支循环开放的类型，与 Willis 环是否完整有很大的关系。作者曾对 ICA 严重狭窄或闭塞后侧支循环开放进行研究，发现颅外 ICA 严重狭窄后，90% 的患者颅内存在一条或多条开放的侧支循环，其中 AcoA 开放占 72%，PcoA 占 57%，OA 占 50%。国内惠品晶等用 TCD 评价颈内动脉严重狭窄患者颅内侧支循环开放情况，发现 62.5% 通过 AcoA 供血，25% 通过 PcoA 供血，认为 AcoA 是代偿颈动脉严重狭窄后颅内供血不足重要的侧支循环形式。

DSA 是目前诊断脑血管病的金标准，与 DSA 相比 TCD 对侧支循环检测具有较好的特异性和敏感性。Müller 等报道，与 DSA 相比，TCD 评价 AcoA 开放的敏感性为 84%~94%，特异性为 92%，评价 PcoA 开放的敏感性为 86%，特异性为 92%。但由于 DSA 检查价格昂贵，且具有一定的创伤性，故限制了其在临床的广泛应用。TCD 作为无创伤性检测手段，可评价重度颈动脉狭窄患者颅内脑血流改变，并具有较高的敏感性和特异性。

六、TCD 诊断颈动脉狭窄或闭塞的局限性

TCD 对 EICA 严重狭窄或闭塞可能出现误诊和漏诊。亚闭塞被 TCD 误诊为完全闭塞，亚闭塞时血流非常细小，TCD 很难检测到该细小血流信号，TCD 误诊为完全闭塞；有时颅外 ICA 闭塞，由于 ECA 代偿流速增快，频谱形态类似于狭窄的 ICA，故将 ICA 闭塞误诊为狭窄。局限性狭窄，检查过程中如果不上下移动探头，有可能被漏掉。动脉迂

曲延长是老年人动脉粥样硬化的标志之一,EICA 迂曲延长常见,由于 EICA 迂曲处血流速度可增快,有的甚至在迂曲血管的远端出现低搏动性改变,而误诊为 ICA 颅外段狭窄。若考虑介入治疗时,DSA 或 CTA 等能够显示 EICA 血管二维解剖结构的检查是非常有必要的。

第三节 颈动脉狭窄的治疗

ICA 狭窄是脑血管病的重要危险因素。颈动脉狭窄是一种较常见的疾病,其中尤以动脉硬化性狭窄最为常见。颈动脉狭窄与缺血性脑血管病有明确的关系。颈动脉狭窄引起的卒中占缺血性卒中的 15%,症状性颈动脉狭窄超过 70% 的患者年卒中率高达 13%,无症状者可达 2%,缺血性脑血管病的发生与狭窄处粥样斑块的稳定性及狭窄的程度有关。不同程度的颈动脉狭窄引起的缺血性卒中类型和部位也不相同。因此,积极治疗颈动脉狭窄对预防缺血性卒中和降低卒中致残率、致死率有重要意义。

针对颈动脉狭窄治疗的主要目的在于改善脑供血,纠正或缓解脑缺血症状;防止脑卒中的发生。治疗方法有药物治疗、手术治疗和介入治疗。

一、药物治疗

主要是对于早期的颈动脉狭窄暂不需要手术或介入治疗的患者以及有严重并发症不能耐受手术或介入的重症患者。保守治疗一般包括针对引起狭窄的病因治疗和针对狭窄引起症状的对症治疗。颈动脉狭窄的病因多由动脉粥样硬化所致,抑制动脉粥样硬化发生、发展的治疗也是对颈动脉狭窄的治疗。

　　抗血小板药物是颈动脉狭窄患者预防缺血性卒中的重要药物,对该类患者是有益的。常用的药物是阿司匹林,推荐剂量为50~325mg/d,主要的副作用为胃肠道反应与出血。对阿司匹林不能耐受的患者,可推荐氯吡格雷治疗,常用剂量为75mg/d,常见的副作用为腹泻与皮疹。近几年来研究表明,环氧化酶抑制剂阿司匹林与环核苷酸磷酸二酯酶抑制剂双嘧达莫联合的药理作用优于两药中任何单一药物,大规模欧洲卒中预防研究(ESPS-2)证实,联合治疗组可使卒中的危险性下降37%,优于阿司匹林组(18%)及缓释双嘧达莫组(16%),且联合治疗的耐受性较好。

　　他汀类药物和钙拮抗剂已用于动脉粥样硬化的治疗。国外针对他汀类药物治疗颈动脉狭窄的分组对照试验表明,治疗组颈动脉狭窄程度相对于对照组平均减轻11.1%,且治疗时间越长,狭窄好转越明显。他汀类药物除具有降低血脂的作用外,还有其他生物学作用:①改善血管内皮功能;②抑制粥样斑块炎症反应;③增加粥样斑块稳定性;④抑制血栓形成。少数患者甚至可以使临床症状基本消失,从而免于手术治疗。

　　治疗脑血管病危险因素以延缓动脉粥样硬化的进展过程是必要的。高血压的治疗应以收缩压 <140mmHg,舒张压 <90mmHg 为目标,合并糖尿病患者建议血压控制在 130/85mmHg,对合并大动脉性 TIA 的患者,在严重的血管狭窄未解决之前,抗高血压治疗应以不诱发 TIA 发作为标准。糖尿病患者应通过控制饮食、口服降糖药及胰岛素

治疗来控制血糖水平,使血糖水平低于 7mmol/L(126mg/dl)。对于高血脂的患者限制食物中的胆固醇量,适量增加饮食中的混合碳水化合物,控制体重,加强锻炼。如LDL>3.4mmol/L(130mg/dl),建议降脂治疗,治疗的目标为LDL<2.6mmol/L(100mg/dl)。对于高同型半胱氨酸血症患者,使用维生素 B_6、维生素 B_{12} 和叶酸治疗。

二、手术治疗

颈动脉内膜剥脱术(CEA)是症状性颈动脉狭窄治疗的金标准。2 年内至少发生 TIA 或缺血性卒中 1 次以上,颈动脉狭窄 70%~90%,具备良好的外科手术条件,无论对抗血小板药物反应如何,是 CEA 手术治疗的适应证。近期脑缺血发作且狭窄度为 50%~70% 的患者,且狭窄的血管是引起脑缺血发作的责任血管,可先给予药物治疗,效果不佳再行手术治疗。颈动脉狭窄 <50% 的患者从 CEA 中获益较小,建议药物治疗。

三、介入治疗

介入治疗是近几年发展起来的治疗症状性重度颈动脉狭窄的微创手段,由于其微创性,在全国范围迅速被应用到临床中治疗重度颈动脉狭窄。其适应证为症状性颈动脉狭窄 >70% 的外科高危患者。外科高危患者包括:合并对侧颈动脉闭塞、锁骨下动脉或椎动脉严重狭窄、孤立颈内动脉、合并颅内串联病变高位颈动脉狭窄;严重全身性病变;CEA 后再狭窄或放化疗引起的颈动脉狭窄。

(赵洪芹)

第七章

锁骨下动脉盗血综合征的 TCD 诊断

锁骨下动脉盗血综合征(subclavian steal syndrome, SSS)系指锁骨下动脉(subclavian artery, SubA)近端和(或)无名动脉(innominate artery, INA)狭窄或闭塞导致远端血流灌注压力下降,当狭窄远端压力低于椎动脉(VA)血流压力,导致 VA 血流反流至 SubA,从而引起脑及上肢缺血的一组临床综合征。临床以椎 - 基底动脉供血不足(VBI)和上肢供血不足而产生的一系列症状和体征为主。

随着近年各种检查手段的应用和发展,SSS 在临床上已被大家广泛认识,TCD 对于锁骨下动脉狭窄后颅内外大动脉血流动力学的变化极为敏感,可以根据狭窄后的血流速度变化,初步判断血管的狭窄程度,还可判断盗血途径及侧支循环代偿情况。因此,目前 TCD 已成为诊断 SSS 最重要的一种筛选手段,其对于 SubA 盗血的诊断价值已经得到充分肯定。

一、SSS 的 TCD 表现和诊断标准

TCD 对 SSS 的诊断既包括利用 4MHz 探头在锁骨上窝检测到的 SubA 局部狭窄或闭塞的表现,又包括利用 2MHz

探头在枕窗检测到 VA 及 BA 的血流动力学变化。

（一）TCD 诊断 SubA 狭窄或闭塞的诊断标准

1. SubA 狭窄,经 4MHz 探头在锁骨上窝检测到 SubA 血流收缩峰值流速(Vs)>120cm/s,并伴有低频信号增强,频窗填充、涡流甚至湍流,可同时闻及粗糙血管杂音等声频信号的变化,或血流频谱基底部增宽,舒张早期反流消失(图7-1)(正常 SubA 动脉血流频谱图见图 3-9)。

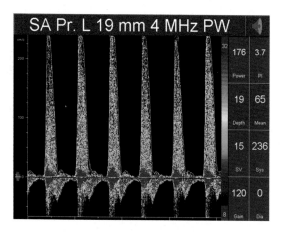

图 7-1　左侧 SubA 狭窄(Vs=236cm/s),血流频谱伴明显涡流

2. SubA 闭塞,血流频谱呈极低流速的波浪样、盲端样改变或血流信号探测不清。

3. 患侧 VA 颅内段的血流频谱在收缩期出现明显的压低并伴切迹,或者收缩期部分或全部的血流方向逆转甚至出现全心动周期的返转血流。

4. 健侧 VA 流速往往代偿性升高,频谱形态基本正常,但与患侧相比呈高阻波形。

（二）TCD 对 SubA 盗血程度的分期诊断

TCD 不仅可以诊断 SubA 有无血管狭窄或闭塞,还可以通过椎动脉血流速度及频谱形态的改变判断有无血流从颅内到颅外的锁骨下动脉,即锁骨下动脉盗血,并根据血流逆转的程度对盗血的程度进行分期,TCD 检测 SubA 盗血按程度分为 3 期:

1. **I 期盗血**　表现为患侧 VA 于收缩早期频谱出现短暂的明显的血流频谱切迹,而收缩中晚期及舒张期血流方向正常(图 7-2)。

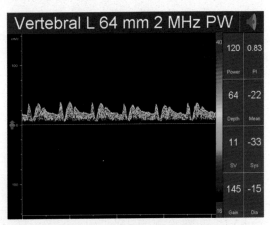

图 7-2　I 期盗血的血流频谱,VA 收缩期有深达基线的切迹

2. **II 期盗血**　患侧 VA 血流频谱于收缩早期或整个收缩期出现返转血流,而舒张期血流方向则保持正常,整个 VA 血流频谱呈典型的双向波形(图 7-3)

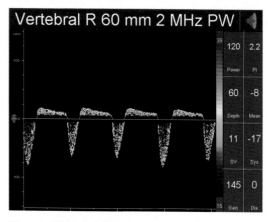

图 7-3　Ⅱ期盗血的血流频谱，VA 收缩期逆转，舒张期血流仍正常，呈典型的双向波形

3. **Ⅲ期盗血**　患侧 VA 在整个心动周期血流频谱方向均返转，即血流方向完全逆转，且呈高阻力波形（图 7-4）。

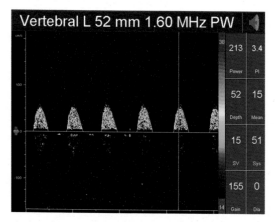

图 7-4　Ⅲ期盗血的血流频谱，VA 收缩期血流完全逆转

101

二、TCD 对于 SSS 的诊断价值

TCD 对于 SSS 导致的血流动力学变化极为敏感。当早期盗血发生后,在 DSA 检查中可以未有明显的改变,而 TCD 可以通过血流频谱早期出现的变化如收缩期切迹或部分血流返转,结合束臂试验,早期发现盗血并明确诊断。随着 SubA 盗血程度的加重,远端血管的灌注压力下降,从而引起血流动力学发生变化,这种变化越来越显著,TCD 也进一步表现为不同的特点:由于在心动周期收缩期时动脉内血流速度最快,此时患侧 VA 内压力下降也最明显,且较对侧 VA 压力差最大,因此 SSS 早期盗血的表现多仅表现为患侧 VA 在收缩期频谱出现压低,且有一较明显的短暂而深的切迹,同时频谱形态较健侧 VA 明显不对称,此种表现通常称为Ⅰ期盗血;随着 SubA 狭窄程度的加重,压力差逐渐增大,盗血程度也逐渐加重,患侧 VA 收缩期频谱的切迹愈发明显,直至出现收缩期血流方向部分或完全逆转,此称为Ⅱ期盗血;最后随着 SubA 狭窄程度的进一步加重,双侧 VA 内压力差进一步增大,盗血程度亦相应的进一步加重直至最后出现患侧 VA 全心动周期的血流方向完全逆转,此称为Ⅲ期盗血或完全性盗血。通常把Ⅰ、Ⅱ期盗血也称为不完全性盗血。TCD 对于 SSS 早期盗血的诊断价值已得到充分肯定。

三、SSS 不同盗血途径的 TCD 表现

TCD 不仅可以诊断 SSS 及评估 SubA 的狭窄程度,还可以对盗血发生后的侧支循环代偿情况作出初步判断。

SSS 患者不同盗血途径其 TCD 表现有所不同

（一）典型的左侧 SubA 盗血

左侧 SubA 在 VA 发出之前发生狭窄或闭塞,其盗血途径为右侧 VA 血流经双侧 VA 及 BA 汇合处分流,一部分血流入颅,供应颅内血供,另一部分血流还逆流入左侧 VA,经左侧 SubA 供给左侧上肢的血液供应。这是最常出现的一条盗血途径,也是 TCD 最易检测出来的盗血途径。对于患侧 SubA 及双侧 VA 的血流改变,TCD 上可表现为:患侧 SubA 血流速度显著增快,频窗填充,可伴有涡流及杂音,也可表现为血流频谱基底部增宽,舒张早期反流消失或呈极低速波浪样盲端样频谱改变,患侧 VA 血流速度减低,伴有收缩期频谱切迹,血流方向部分或完全逆转;健侧 VA 流速往往代偿性升高,频谱形态与患侧相比呈高阻波形。当健侧 VA 代偿良好时,通常 BA 血流速度及频谱形态变化并不明显,其速度可正常或略减低,而血流方向基本保持不变,有时也可探测到 BA 频谱出现切迹或部分逆转的血流信号,但此逆转信号仅限于基底动脉的近端,随着深度的增加,逆转的血流信号消失。

（二）右侧 SubA 盗血

无名动脉(INA)在发出右侧椎动脉之前狭窄或闭塞,若不同时累及同侧颈总动脉(CCA)的供血,盗血途径则与典型的左侧 SubA 盗血途径相似,由左侧椎动脉经 BA 汇合处向右侧椎动脉及 SubA 供血;若病变同时累及右侧 CCA 的供血,除出现 SubA 盗血外,还会出现同侧颈内动脉灌注下降的表现,可出现颅内盗血的可能,即由对侧颈内动脉经前交通动脉向对侧颈内动脉系统供血的情况发生,其颅内侧支循环代偿情况则更加复杂。

（三）双侧 SubA 和（或）INA 同时狭窄或闭塞

此种情况下由于双侧后循环及右侧前循环均受累,盗血途径往往需要由左侧前循环向双侧后循环代偿:左侧前循环血液经同侧 ICA 终末段流经同侧 PcoA 再经 BA,继而流入双侧 VA,最后到达 SubA。此时,通常 BA 会有盗血的改变,出现类似于患侧 VA 的盗血频谱变化。由于上述盗血途径存在一侧颈内动脉系统向椎 - 基底动脉系统的代偿,因此左侧 CCA 可以出现明显的代偿性血流速度增快,成为颅内主要供血动脉。无论何种盗血途径,由于病变程度不同,侧支通路不同,患侧 VA 逆转的血流频谱形态也各不相同。

四、束臂试验及其应用

在进行 TCD 诊断时,当出现 VA 收缩期切迹不明显,诊断可能存在盗血,但又不能确定时,可以利用束臂试验来进一步明确诊断。在判断盗血现象和盗血通路方面,束臂试验也是一项非常重要的检查。其检查方法是先分别测量患侧和健侧血压,测量患肢(可疑病变侧)血压后,将袖带内压力增加到超过收缩期血压 20~30mmHg,关紧血压计阀门,维持在该水平,同时嘱患者反复握拳和松开。约 2 分钟后迅速打开阀门或松开止血带,手持 TCD 探头维持在需要被监测的血管一定时间,放慢屏幕扫描速度,在松开止血带的同时观察血流速度和方向的变化,并存储。束臂试验的原理是将血压维持在超过收缩压水平并同时反复握拳时,肢体的血流被挤压到近心端,当突然松开止血带时,更多的血流进入肢体远端,SubA 狭窄远端动脉内压力进一步减低,颅内血流可进一步逆转进入 SubA,使盗血现象得到强化。

束臂试验血流频谱见图 7-5~ 图 7-8。

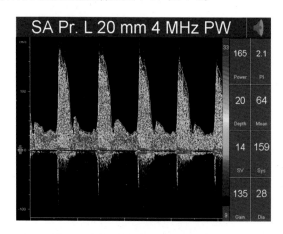

图 7-5　左侧 SubA 狭窄的血流频谱

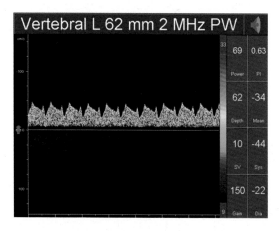

图 7-6　左侧椎动脉收缩期出现切迹为 I 期盗血血流频谱

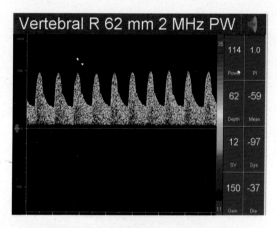

图 7-7 右侧椎动脉流速代偿性增快

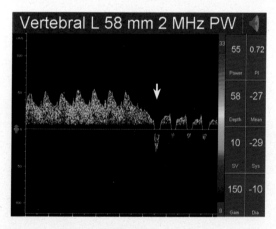

图 7-8 左侧束臂试验后收缩期血流逆转加深(见箭头处),为Ⅱ期盗血血流频谱

SSS 的临床表现中一个很重要的现象是活动肢体有时可诱发或加重椎 - 基底动脉缺血症状,造成这种现象的原因是活动患侧肢体时更多的血液被盗向肢体,使盗血现象加重。束臂试验是上述现象的一个敏感客观的检查。束臂试验可以帮助进一步确定盗血现象是否存在,并进一步明确盗血通路。束臂试验中松开止血带时 VA 切迹加深甚至出现部分反向血流则为阳性结果,支持存在患侧 VA 盗血;出现阴性结果时则需要综合分析判断其原因。束臂试验时应注意束臂时间不宜过长,松开止血带时速度要快,而且在松开止血带的同时进行检测的探头不能移动。

五、TCD 对于诊断 SSS 的临床意义和应用

TCD 是一项无创伤、检查价格低廉、可重复性好且操作相对简便的检测脑血流动力学的诊查技术,对于颅内外大动脉血流方向、血流速度的变化非常敏感,但当动脉狭窄程度小于 50% 时可无明显血流动力学变化,所以当 SubA 狭窄程度较轻时患侧 VA 血流不一定出现返转或仅存在收缩期部分返转,此时当患者的患肢活动或负重时引起肢体血供的增加,进而导致从颅内盗血量的增加,导致出现较为明显的盗血症状和体征,或出现原有症状和体征的加重。因此往往需要通过束臂试验来进一步强化已发生的程度较轻的或可能将要发生的早期盗血,这一辅助手段能为诊断 SubA 盗血提供更加可靠的证据,大大提高 TCD 诊断 SSS 的准确率。束臂试验的原理是加大患侧肢体对于血液供应的需求量,并因此增加了对供向脑部血流的窃取量,从而强化或放大了盗血的过程和程度,因此对于早期患侧 VA 血

流频谱改变并不显著或可疑的病变,束臂试验可以增加诊断的准确性。并且由于在做束臂试验的同时 TCD 可以动态的观察患侧 VA 及 BA 血流盗血程度的加重与恢复过程,同时必要时还可以监测 PCA 甚至前循环血流的变化,因此可以更加直观的反映血流动力学的动态变化过程,而这是 DSA 等检查所不能观察到的。所以,TCD 与其他影像学检查相比,对于早期即亚临床期 SubA 盗血的发现有其独特的优势。因此,TCD 不仅可用于 SubA 闭塞性疾病的筛选,同时也可以作为随诊中较为方便实用的诊查手段发挥重要的作用。TCD 不仅可以为临床对 SSS 的诊断提供可靠的依据,并提示盗血程度和侧支代偿情况,使临床诊断更加明确,还可以指导进一步的检查和治疗,并且使治疗更加合理且更具目的性,从而可以为减轻患者心理上及经济上的负担,在避免误诊、漏诊方面发挥重要的作用。

六、TCD 诊断 SSS 的局限性

同其他影像学检查都存在不同程度和方面的局限性一样,TCD 也有自己技术上的弱点,在检测手段上有一定的局限性,是一种类似于盲探的检查方法,不能直观了解血管的走行及管腔情况。比如说当左侧 VA 直接起源于主动脉弓,此时可以有左侧 SubA 狭窄但不出现患侧 VA 血流返转;或如果存在对侧 VA 起始段狭窄,此时可以有患侧 SubA 狭窄却不出现 VA 血流返转时,TCD 不如 DSA 和 CTA 等影像学检查那么直观,这样就有可能导致误诊和漏诊的发生。此外 TCD 虽然可以观察到 SSS 颅内外血流动力学变化情况,但对于血管的狭窄程度或已经闭塞的血管的检测敏感性的

判断要差些,因此单纯依赖 TCD 进行精确定位定量及病因判断就会有一定的困难。此外 TCD 检测结果的准确与否,在很大程度上要依赖于操作者的操作经验和诊断水平,依赖于操作者对于血管解剖基础、疾病的临床了解程度和操作手法以及综合分析判断能力,当然不同仪器设备的敏感性及设置也十分重要。因此当运用 TCD 发现血流频谱的异常改变从而诊断有 SubA 盗血后,在结合患者临床表现的情况下有条件者可以建议患者行 CTA、DSA 等进一步的影像学检查以明确诊断,从而为接下来如何选择进一步的治疗措施奠定基础,并避免误诊与漏诊的出现。

七、TCD 与其他诊断 SSS 影像学方法的比较

能够诊断颅内外大动脉闭塞性疾病的检查方法还包括许多种其他影像学检查,同 TCD 比较,这些检查方法各有优劣,检查的侧重点也各不相同。主要的几种检查手段和各自的特点及优劣势如下:

(一)颈动脉彩色超声

颈动脉彩色超声检查可以更加直观地了解血管的管腔、内膜情况和血管狭窄程度,对于 SSS 患者,特别是对于完全盗血者,彩色多普勒可明确诊断,由于盗血的存在,在颅内患侧 VA 为红色血流,颅外 VA 色彩与伴随椎静脉色彩相同。部分盗血者在患侧 VA 内可见红蓝交替的双色血流或间断的单色血流,此为不完全盗血的特征性改变,但有时实时颈动脉彩色超声对于这种频谱改变观察较困难,需要使用回放功能方可较清晰显示,且仍需配合多普勒血流频谱分析。对于早期不完全盗血,如I期盗血,颈动脉彩超

观察起来难度较大,此时也可以加用一些辅助试验,如束臂试验、肢体运动试验等,通过连续观察 VA 内的血流方向、血流速度的动态改变,为诊断 SSS 提供依据。近年来,随着超声探头种类的增多和诊断技术的发展,颈部彩色多普勒超声在 SSS 的诊断中得到了越来越多的重视。二维超声同TCD 比较,可直接检测 SubA 管腔的狭窄或闭塞情况,同时也可观察到 VA 血管内的血流频谱形态,并能够清楚的提示动脉内径大小、管壁及内膜情况以及管腔内有无异常回声;而当使用脉冲多普勒模式检测血流时又可观察血流速度及频谱形态的改变。故颈动脉彩超与 TCD 两者合理的结合可以为临床医师提供有效的信息。

(二) CT 血管成像

CT 血管成像(CTA)是近年来诊断血管闭塞性疾病的一种常用检查手段,且发挥越来越重要的作用。CTA 有较好的三维立体成像作用,不仅能显示血管的形态,也可直观地显示动脉粥样硬化斑块,对血管病变的检出具有较高的敏感性和特异性,但操作中需要先做造影剂皮试、高压注射造影剂以及接受 X 线放射,对患者有一定的创伤且费用相对较高,故其不适合作为一线筛选性检查手段。

(三) 磁共振血管成像

磁共振血管成像(MRA)是较早应用于颅内大动脉,特别是 Willis 环相关动脉狭窄或闭塞的诊断性检查方法。近年来 MRA 也越来越多地用于 SubA 闭塞性病变的诊断,它相对无创,可以较为直观地观察动脉管腔狭窄或闭塞程度,并且可以清晰地显示血管内径及走行。但对于血流动力学观察效果并不理想,有时有夸大狭窄病变之嫌,假阳性较高,故临床上对 SubA 盗血的诊断并不首选此检查方法。

(四) 数字减影血管造影术

数字减影血管造影术 (DSA) 被誉为评价头颈部血管狭窄、闭塞和选择治疗方案的金标准,DSA 可以清楚的显示血管各级分支的位置、大小、形态和变异情况。DSA 检查时通常先行主动脉弓造影,然后选择双侧 CCA 或 VA 造影。DSA 可直接观察到血管狭窄或闭塞,并可以直观动态地了解侧支循环的开放和代偿情况。但 DSA 需住院进行检查,所需费用较大,且对人体有创,不适宜作为一线筛选性检测项目。DSA 对于 SubA 盗血程度的诊断,特别是对于早期不完全性盗血敏感性相对较低,仅表现为显影淡或不显影。同时 DSA 通常易于发现从健侧 VA 到患侧 VA 的盗血,对于其他盗血途径,如 PcoA、BA 盗血途径不如 TCD 敏感。因此,虽然与其他检查方法相比,DSA 的诊断敏感性和特异性都最高,但为进一步提高检出的阳性率,在行 DSA 检查时,仍应注意要进行多角度投照。由于 SSS 的最常见病因为动脉粥样硬化和动脉炎,患者除 SubA、INA 可以受累而发生狭窄或闭塞病变外,部分患者 ICA 也可同时受累。当 INA 及 SubA 同时受累而出现闭塞时,椎 - 基底动脉及双上肢的血液供应全部来源于 ICA (经 PcoA),此时可导致 ICA 供血显著减少,从而出现前循环缺血症状。上述情况尤其在亚洲人种合并颅内血管病变时多见,故做 DSA 检查时,全面检查颅内外各大血管并了解其盗血的影响是特别重要的。

总之,同其他影像学检查相比,TCD 不仅可以检测到狭窄的 SubA 的血流变化,同时还可以对双侧 VA 和 BA 血流进行连续的动态观察,更重要的是它还可以有效的反映颅内其他动脉受盗血的影响程度,并可以判断狭窄程度和 VA 盗血程度及侧支代偿情况,可以为患者进一步采取不同的干预治疗手段提供可靠的证据。因此 TCD 与各种影像学检查是互相补充、不可替代的关系,在 SSS 诊查中应该充分发挥 TCD 的作用,为临床带来更大的帮助。

(李　宏)

下 篇
TCD 临床应用

第八章

脑血流微栓子监测

20世纪60年代,人们开始采用超声技术监测血流中的气体栓子。1990年,Spencer使用经颅多普勒(TCD)对颈内动脉内膜剥脱术(carotid endarterectomy,CEA)患者进行术中脑血流监测时,发现除高强度的气体栓子信号外,还有强度较弱的类似信号,后经证实这些类似信号为血栓碎片或血小板栓子。之后经过Markus等人的多年实验研究,微栓子信号监测已成为研究缺血性脑血管病栓塞机制的重要方法之一。

一、微栓子信号产生的原理及诊断标准

TCD监测血流时,超声探头发出一定声强的超声波,同时接收在取样容积内红细胞所反射回来的信号,当血液中出现血栓碎片、血小板栓子及气泡等异常物质时,因其与红细胞声阻抗的不同,在TCD频谱上表现为突出于背景血流信号的短暂的高强度信号(high intensity transient signal,HITS)(图8-1),因此TCD可被用来监测脑血流微栓子信号(microembolic signals,MES)。

1990年,Spencer首先描述了栓子信号的特点:持续时间短(<100毫秒)、相对强度增高在3~60dB内,单方向出现

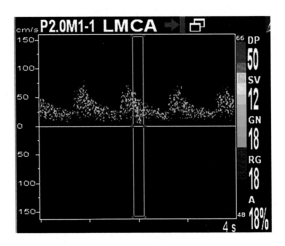

图 8-1 微栓子信号

蓝色方框内红色背景信号

在频谱中。1995 年,Stroke 发表了国际 MES 监测专家共同认可的诊断标准:①时间短暂,<300 毫秒;②信号强度高于背景血流信号 3dB 以上;③单方向出现在血流频谱中;④伴有尖锐的哨声或鸟鸣声。随着双深度探头的问世,MES 诊断标准增加了一条:微栓子信号在两个不同深度之间有时间差。

有中国学者认为大脑中动脉(MCA)狭窄部位的 MES 有着不同于上述的特点:①短时程 <300 毫秒;②信号强度比背景信号 ≥3dB;③具有多频率的特点,高频部分单方向而低频部分有时双向;④伴有低沉嚓啪声;⑤双深度间的时间差无法计算。

二、微栓子监测方法

(一)确定监测血管

1. **血管狭窄患者** 选择狭窄血管的远端颅内大血管作为监测血管。如颈动脉,MCA 狭窄患者选择同侧 MCA;PCA 狭窄患者选择该侧 PCA;VA 狭窄患者选择一侧或双侧 PCA、VA 颅内段或 BA。

2. **脑梗死或 TIA 患者** 首先根据临床症状判定责任血管,选择该血管的远端颅内大血管作为监测血管。应该注意的是,如果临床症状及 TCD 检查结果提示心源性栓塞或主动脉弓动脉粥样硬化斑块破溃所致动脉-动脉栓塞,则应该同时监测双侧 MCA。

(二)探头选择

目前多采用 2MHz 双深度探头,以便利用时间差来鉴别栓子信号与伪差信号。可使用单通道双深度探头监测一条血管的两个不同深度,或双通道双深度探头同时监测两条血管的两个不同深度。因 MES 发生的频率较低,通常监测时间要大于半小时以上,常规做法是监测 1 小时,故应使用 Spencer technology 监护头架固定。

(三)深度的选择及取样容积的设定

1. **深度的选择** 以 MCA 为监测血管为例,一般选择 MCA 主干 M1 段作为监测部位,深度为 46~60mm。两深度之间的距离应大于取样容积长度;相差越多,双深度间出现的时间差越明显。但 MCA 的 M1 段并非期望的那么直,所以一般将取样容积设置在 6~8mm,两深度间距为 5~10mm。

2. **取样容积设置** 取样容积增大,取样容积内包容的红细胞也就增多,血流背景信号增强,则 MES 强度将会相对减弱,因此目前主张采用小取样容积以获得最好的微栓子 - 背景信号比;但取样容积过小,超声波不能覆盖监测血管的管腔,会影响到 MES 强度或造成 MES 丢失。故目前以多普勒频谱能显示清晰的淡蓝色血流背景信号为标准设置取样容积,多为 6~8mm。

(四) 栓子阈值的设定

MES 信号阈值设定无统一标准,但应高于背景信号3dB。阈值较高,敏感性低而特异性高;阈值较低则反之。可根据患者的不同选择阈值,比如机械性心瓣膜患者的 MES 信号较强,阈值应设高一些;而动脉狭窄或房颤患者的 MES 信号较弱,阈值应设低一些。

(五) 快速傅里叶转换的频率分辨与时间分辨

快速傅里叶转换(FFT)频率分辨能力与时间分辨能力呈倒数关系,FFT 频率分辨能力越低,则频谱中 MES 强度越强,故 MES 监测的 FFT 分辨率越低越好。

三、微栓子的分析方法

目前国内外普遍采用快速傅里叶转化法处理微栓子信号,有两种表达方式:出现在转换前时间窗内的纺锤形信号与出现在转换后多普勒频谱中的高信号(图 8-2)。

(一) MES 特性

1. **短时程** 时程为微栓子通过取样容积的时间。MES 持续时间可通过取样容积的长度和血流速度计算,也可从时间窗直接测量,通常持续时间很短,不超过 300 毫秒。

2. **信号强度比背景信号≥3dB** 因超声波在探头和微

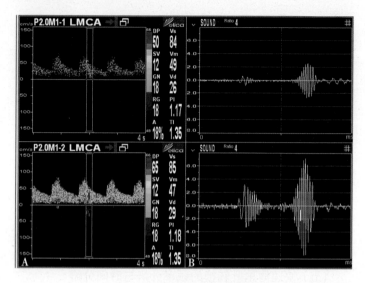

图 8-2　微栓子信号时间窗

A.转换后多普勒频谱中的高信号(不同深度);B.转换前时间窗内的纺锤形信号

栓子之间的组织中有衰减,所以无法计算 MES 的绝对强度,因此 MES 信号强度多以相对强度来表示:MES 相对强度 = 栓子信号强度 / 背景血流信号强度。在多普勒频谱中,强度越强,其颜色越红;微栓子的组成和大小影响 MES 的相对强度,气体栓子信号较固体栓子信号强,体积越大,信号越强。

　　3. **单方向出现在血流频谱中**　因微栓子是顺着血流方向向前移动,所以单方向出现在血流频谱中,并且出现在心动周期的任何时间,常常为局限性频率。

　　4. **伴有尖锐的哨声或鸟鸣声**　多普勒血流频谱中出现 MES 的同时,声频也输出一个尖锐的声音。不同类型的机器和不同的栓子速度产生的声音不同,一般来说,在频谱上显示的强度越强,其声音也越大。

5. **时间差** 使用双深度探头监测血流,微栓子在先后通过近端和远端两个不同深度时,会在不同的时间出现于多普勒信号中,从而产生时间差的概念。微栓子持续时间非常短暂,因此只有在时间窗中才能看出并计算出其时间差(见图 8-2),而在多普勒频谱中难以看出。

(二) 判定是否为微栓子信号时应注意与伪差相鉴别

1. MES 单方向出现于血流频谱中,而伪差信号为双向,上下基本对称;但极少数情况下伪差信号会以单方向出现。

2. 在时间窗中,两深度 MES 间有明显的时间差,而伪差没有,此为鉴别栓子和伪差的重要指标。

四、微栓子监测的临床应用

1990 年,Spencer 等在颈动脉内膜剥脱术中使用 TCD 监测到大脑中动脉血流中有固体栓子。随后,国内外学者对微栓子及其特征信号——短暂性高强度信号(high intensity transient signal,HITS)进行了进一步研究,并在第九届国际脑血流动力学会议确定了 MES 的识别标准。20 年来,微栓子监测被广泛应用于临床研究中。

(一) 颅内外大动脉血管狭窄与 MES 监测

1. **颈动脉狭窄的 MES 监测** 20 世纪 90 年代 Siebler M 与 Markus HS 对症状性及无症状性颈动脉狭窄患者进行了 MES 监测研究,发现症状性颈动脉狭窄患者的 MES 发现率高于无症状性患者,为动脉-动脉栓塞机制提供了有力的证据。

随后,国内外对 MES 是否可作为卒中或 TIA 事件的独立危险因素进行了研究。2004年MacKinnon和Markus等发明了便携式TCD监测系统,并使用其对无症状性与症状性颈动脉狭窄患者(狭窄≥50%)进行2次每次8小时的MES监测,发现延长监测时间可增加无症状性颈动脉狭窄MES的阳性率。随后对200例症状性颈动脉狭窄患者(狭窄≥50%)进行同侧大脑中动脉1小时MES监测,监测过程中89人发现MES,然后对这200名患者进行为期90天的观察,直到出现缺血事件或手术治疗或观察满90天,期间共发生同侧缺血性事件31例(7例卒中与24例TIA),89名有MES的患者发生缺血性事件24例,结果显示:MES可以预测卒中(P=0.001)及卒中或TIA(P=0.0001);而在全部被观察的患者中发生卒中者占3.5%,发生卒中或TIA者占15.5%。由此得出结论:MES阴性意味着近期发生卒中或TIA的风险较低。症状性颈动脉狭窄患者监测到无症状栓子有近期发生同侧卒中的危险,并认为微栓子监测可鉴别有再次卒中高度风险的患者是否需要介入治疗或作为评价抗血栓治疗的指标。King A与Ritter MA对既往研究进行了综合分析认为,微栓子信号为急性缺血性卒中、症状性颈动脉狭窄以及颈动脉内膜切除术患者再发缺血性卒中的危险因素。Ritter等认为微栓子的出现频率可帮助对颈动脉狭窄的危险程度进行分级。

1998年Wijman等发现MES的发生频率与症状性颈内动脉狭窄程度有关,狭窄程度在70%~100%的患者中MES的发生频率为25.3%,狭窄程度为0%~69%的患者中MES的发生频率为11.2%,说明狭窄越严重,MES出现的概率越高。Orlandi等研究发现,颈动脉狭窄程度越高,越易发现 MES；Droste 等研究发现，随着颈动脉狭窄程度的加重，MES 阳性率升高，单位时间内监测到的 MES 个数增多。Akiyama 等及 Siebler 等也有相近的研究报道。但 Telman G 等认为以上研究存在样本数较少的局限性，同时对 229 例颈动脉狭窄患者 MES 检测研究认为 MES 的发生频率与狭窄程度无关，Goertler M 与 Valton L 的研究结果亦支持其报道。

2. 颅内大血管狭窄的 MES 监测　颅内动脉闭塞性疾病在亚裔人群中较颅外动脉闭塞多见，且主要为 MCA 狭窄。2005 年高山等对颅内和颅外来源的栓子进行了鉴别，并对 114 例 MCA 狭窄的急性缺血性卒中患者进行微栓子监测，结果发现 22% 的患者有 MES，重度狭窄（48%）患者比轻中度狭窄（15%）患者更易出现 MES，平均随访 13.6 个月（1~32 个月），其中 12 例（12.2%）患者再次出现 MCA 供血区的缺血性事件（10 例卒中，2 例 TIA），经 Cox 回归分析显示调整其他卒中高危因素后，MES 是再发缺血性卒中或 TIA 的独立预测因子（$P=0.01$），MCA 狭窄患者监测到 MES 能够预测脑缺血性事件的复发。

3. 动脉粥样硬化斑块患者的 MES 监测　1995 年，Sitzer 等对 40 例颈动脉高度狭窄患者（70%~95%）进行内膜切除术术前 MES 监测和术后斑块病理分析，发现颈动脉高度狭窄患者微栓子的产生与粥样斑块溃疡及腔内血栓形成有关，而与斑块撕裂及斑块内血肿无关。2003 年，Mayor 等对 71 例经超声诊断为中度和高度颈动脉狭窄（30%~99%）的患者进行斑块分类和大脑中动脉 MES 监测，发现无回声/低回声斑块的患者比等回声/强回声斑块的患者更易发现 MES（$P<0.01$），且斑块表面不规则及较严重狭窄的患

121

者更容易发现 MES,但没有显著差异。Rothwell PM 等及 Mathiesen EB 等也有相同的研究报道。国内也有类似报道。Telman 对 229 例颈动脉狭窄患者进行 MES 监测,使用多普勒超声对颈动脉斑块进行检查,根据其回声不同与异质性分为混合斑块、均质无回声斑块、均质强回声斑块及均质等回声斑块四组,其 MES 阳性率分别为 36.48%、34.92%、38.46% 及 30.00%,相比无统计学意义,认为 MES 的发生率与斑块的超声特征无关。T.Zuromskis 等对 197 例高度颈动脉狭窄(≥70%)患者的 MES 发生率与颈动脉斑块超声特征进行研究,也未发现 MES 发生率与斑块超声回声有关。或许与超声对颈动脉斑块检测存在的局限性有关,使用高分辨 MR 对颈动脉斑块进行细致分类可能会得到更有价值的临床结论。

(二)心脏疾病患者的 MES 监测

1. **心房纤颤患者的 MES 监测** 心房纤颤是心源性栓塞的主要病因,Kumral E 等经研究发现与监测到 MES 较多的慢性及有症状型孤立性心房纤颤相比,MES 较少的发作性及无症状型孤立性心房纤颤是一种良性的心律失常。顾承志等随机抽取 178 例患者,分成房颤组 30 例、心脏病无房颤组 32 例和非心脏病无房颤组 28 例,用 Embo-dop 型 TCD 进行双侧大脑中动脉的微栓子自动监测,结果显示房颤是微栓子的主要来源,对房颤患者应进行积极的抗凝治疗以减少脑卒中的发生和再发生的机会,微栓子监测可以作为客观指标之一。

2. **卵圆孔未闭患者的 MES 监测** 卵圆孔未闭(patent foramen ovale,PFO)与有先兆的偏头痛有一定关联,PFO 合并房间隔动脉瘤(atrial septal aneurysm,ASA)为卒中的特殊发病因素之一。国外有研究表明微栓子监测技术可以用来辅助诊断卵圆孔未闭,且卵圆孔的大小与微栓子信号的多少高度相关。

(三)药物疗效评价指标

1. 阿司匹林是治疗 TIA 和缺血性卒中的基石,但只对 1/5 的患者有效,阿司匹林与其他抗血小板聚集药物联用是否更加有效一直是依据临床症状来评估而缺乏相对客观的评价指标。2005 年,Markus 等使用 TCD 监测微栓子技术,对氯吡格雷加阿司匹林二联抗血小板治疗症状性颈动脉狭窄效果进行随机、双盲、多中心、前瞻性研究(CARESS 试验)。按照严格的入选及排除标准选取患者 230 例,其中 110 例有 MES(47.8%)。入选标准:①年龄 >18 岁;②颈动脉狭窄≥50%;③颈内动脉系统 TIA(包括阵发性黑矇)或 <3 个月的缺血性卒中;④颈部血管超声确定狭窄(包括 Vs≥120cm/s);⑤TCD 监测发现 MES。排除标准:①CT 显示血肿;②CT 示 MCA 供血区 >33% 低密度影;③NIHSS>22 分;④未来 2 周行 CEA;⑤过去 3 天溶栓治疗;⑥过去 3 周非阿司匹林抗血小板治疗;⑦血小板减少症或出血倾向、凝血障碍;⑧中性粒细胞减少;⑨药物过敏;⑩未签署知情同意书;⑪分娩或哺乳妇女。将 107 例患者随机分入氯吡格雷组(首日 300mg 口服,第 2~7 天 75mg 口服)或安慰剂组,所有患者均口服阿司匹林每天 75mg,使用 7 天。分别于第 1、2、7 天进行 1 小时的微栓子监测,并将发病第 7 天 MES 阳性率和第 2、7 天 MES 的变化率(个数 / 小时)分别作为一级终点和次级终点。结果显示:第 7 天双联抗血小板组 MES 阳性率为 43.8%,而单药组为 72.7%(危险相对减少 39.8%；95%CI 13.8~58.0；P=0.0046)。第 7 天和第 2 天双联抗血小板组 MES 个数 / 小时较基线分别减少61.4%(95%CI 31.6~78.2；P=0.0013) 和 61.6%(95%CI 34.9~77.4；P=0.0005)。单药组有 4 例再发颈动脉狭窄同侧卒中和 7 例 TIA，而双联抗血小板组只有 4 例再发 TIA。17 例 TIA/ 卒中的患者 (7 天)，基线 MES 比 90 例无 TIA/ 卒中的患者多($mean \pm SD$：24.4 ± 27.7；8.9 ± 11.5/h，P=0.0003)；14 例 TIA/Stroke 的 患 者 (2 天)，基线 MES 比 92 例无 TIA/ 卒中的患者多($mean \pm SD$：16.1 ± 21.4；6.0 ± 10.7/h，P=0.0063)。两组在治疗副作用出血方面无显著差别。由此可以看出，在新发无症状颈动脉狭窄患者中，氯吡格雷和阿司匹林联用较单用阿司匹林能更有效地减少无症状的栓塞事件。因此，使用多普勒 MES 监测在多中心研究中评价抗血小板治疗的效果是可行的。

2. 颈动脉狭窄手术治疗的 MES 监测 目前对颈动脉狭窄的治疗主要有药物治疗、颈动脉内膜切除术(carotid endarterectomy，CEA) 以及颈动脉支架成形术(carotid artery stent placement，CAS)，手术主要适用于症状性中重度狭窄与无症状性重度狭窄。两项颈动脉内膜切除术研究(ECST 及 NASCET)，对患者的选择只通过颈动脉造影进行狭窄程度评估；是否行颈动脉内膜切除术主要依据患者的临床表现及狭窄程度，未对斑块的稳定性进行评估。CEA 可以降低症状性颈动脉(颅外段)狭窄患者的卒中发病率，但在某些情况下具体到单个患者时，是否可行颈动脉内膜切除术依然缺乏足够的依据。只使用药物治疗的颈动脉狭窄 70%~90% 的患者中，只有 20% 的患者 3 年内发生缺血性卒中；即 80% 的重度颈动脉狭窄患者可使用药物治疗避免缺血性卒中,而不需要选择手术;如果在抗血小板治疗的基础上加用降脂药或新的治疗高血压药物,则需手术治疗的颈动脉狭窄患者比例会进一步减小。Molloy 等的一项前瞻性研究同样证实无论有症状或无症状,颈内动脉狭窄患者MES 都是卒中的一个独立危险因素;同样 Markus HS 等对200 例狭窄程度 >50% 的症状性颈动脉狭窄患者进行 MES检测,并对其进行 90 天的观察后发现,无症状性微栓子信号是症状性颈动脉狭窄患者近期再发 TIA 或脑梗死的独立危险因素。因此或许可将微栓子监测列为手术前检查之一,即使血管狭窄程度未达到手术适应证程度,如果检测到微栓子信号也需及时手术,此观点仍需进一步研究。

颈动脉支架成形术及颈动脉内膜切除术术中产生大量的栓子脱落,造成远端栓塞,使用 TCD 可以动态观察术中各期操作中产生的栓子量及脑血流速变化,指导术者优化手术操作,减少并发症。国外已将微栓子监测技术广泛应用到 CAS 与 CEA,并取得了新的进展,亦有有关术中栓子信号与术后认知功能障碍的相关性研究报道。近年来,国内也逐步将微栓子监测用于术中,并取得一定的成果。

CEA 术后频繁发生的 MES 对术后脑梗死的发生有预测价值,Levi 对 65 例 CEA 术后患者在其术后 24 小时内进行同侧大脑中动脉微栓子监测,发现微栓子的阳性率为65%,微栓子的平均数目每小时 19 个(0~212 个)。10%(7 例)的患者出现频繁的微栓子信号(50 个 / 小时),这样频繁的微栓子信号对术后局灶性脑缺血损害有预测价值。手术方式的改良或术后用药或可减少 MES 的发生频率和再梗死。

(伊 帅 王 琨)

第九章

脑底异常血管网病

脑底异常血管网病又称烟雾病(moyamoya disease,MMD),是通过脑数字减影血管造影(digital subtraction angiography,DSA)发现双侧颈内动脉末端(TICA)及大脑前动脉(ACA)和大脑中动脉(MCA)起始部进行性狭窄或闭塞,伴颅底异常血管网形成为主要特征的一种慢性脑血管疾病。该病于1955年由日本学者最早报道,因在DSA中颅底异常血管网酷似吸烟时吐出的烟雾(日语发音:moyamoya),故又称烟雾病。

一、病因及发病机制

烟雾病的病因和发病机制至今尚未明确,目前有先天性、后天性和混合性三种学说。①先天性学说:认为狭窄闭塞血管和异常血管网形成均为先天发育所致,该病可能为多基因常染色体显性遗传,与3、6、8和17号染色体有关;②后天性学说:通过对散发病例研究后认为该病是一种后天获得性疾病,可能继发于某些疾病,如钩端螺旋体病、结节性动脉炎、多发性神经纤维瘤病、颅咽管瘤、放射治疗和动脉硬化及免疫反应性动脉炎等而形成颅内动脉狭窄、闭塞并产生侧支循环;③混合性学说:认为由于某些疾病继发的动脉狭窄或闭塞进而导致胎儿期残留的血管再通。

二、流行病学特点

烟雾病发病有 3 个特点:地域相关性、遗传相关性和年龄相关性。

1. **地域相关性** 该病发病率以东亚最高,尤其是日本,其患病率达 3/10 万人,也是该国儿童脑血管病最为常见的病种之一;其次为韩国和中国。在欧美也有病例报道,但数量较少;其中欧洲发病仅为日本的 1/10;而美国患病率更低,为 0.086/10 万人。

2. **遗传相关性** 15% 的患者有家族史;且女性发病率要高于男性,家族内发病男女比例高达 1∶5,散发病例两性比例也达 1∶1.6。

3. **年龄相关性** 该病发病年龄有两个高峰:①5~10 岁左右;②40 岁左右;并与是否具有家族史有密切关系。曾有流行病学调查发现,家族性患者发病平均年龄为 11.8 岁,而散发患者发病平均年龄为 30 岁。

三、病理特点

烟雾病的病理表现是其诊断的重要依据。典型表现有:

1. TICA 内膜增厚导致管腔狭窄或闭塞,与 TICA 相连的 Willis 环周围动脉,如 ACA、MCA 和大脑后动脉有不同程度的狭窄或闭塞,并可有动脉瘤产生。

2. 动脉壁切面可见内膜平滑肌细胞异常增生、内弹力层断裂破坏和中膜萎缩变薄,而非炎性细胞浸润或粥样硬

127

化改变,可能与凋亡蛋白酶依赖的细胞凋亡有关。

3. Willis 环周围大量小血管网形成(穿通动脉和吻合血管)。

4. 软脑膜上常见密集的小血管网形成。

四、临床表现

如前所述,该病发病年龄有两个高峰:①5~10 岁左右;②40 岁左右。症状和体征大多以脑血管事件为主。其中儿童多表现为短暂性脑缺血发作(TIA)和脑梗死,而成人多表现为脑出血。

1. **TIA 和脑梗死**　曾有研究报道亚洲儿童的 TIA 和脑梗死发病率占所有临床表现的 68%。缺血灶大多位于前循环系统,如额叶、顶叶和颞叶,临床表现为一过性或不缓解的局灶性神经功能缺损,典型症状,如轻偏瘫、构音障碍、失语和智力及认知能力下降等,也可有痫性发作、视野缺失、晕厥和性格改变等非典型症状。

2. **颅内出血**　多见于成人,其出血发生率可为儿童的 7 倍,亚洲患者更为明显。出血部位多见于脑室内、脑实质内或者蛛网膜下腔内。责任血管可为动脉瘤或代偿增生的新血管的破裂。与囊状动脉瘤所致的蛛网膜下腔出血相比,本病出血后的患者神经系统症状,如偏瘫、偏身感觉障碍、视神经乳头水肿发生率较高、症状重,但恢复较好。

3. **其他**　头痛最常见,多为前额或者是一侧偏头痛,且外科术后仍可能出现。此外,还可并发癫痫发作和不自主运动。

五、辅助检查

1. **脑血管造影** 脑部数字减影血管造影（DSA）为诊断该病的金标准,其典型表现为:①TICA 和（或）ACA 起始段和（或）MCA 起始段严重狭窄或闭塞;②动脉显影期内在闭塞动脉周围有异常血管网形成;③上述病变应该是双侧。

1969 年,Suzuki 等人根据血管造影表现将烟雾病进展分为 6 个阶段:①颈内动脉狭窄期(图 9-1);②异常血管网初发期(图 9-2);③异常血管网增多期(图 9-3);④异常血管网变细期;⑤异常血管网缩小期(图 9-4);⑥异常血管网消失期(图 9-5)。

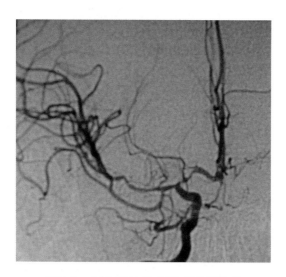

图 9-1 右侧 MCA 及 ACA 起始端狭窄

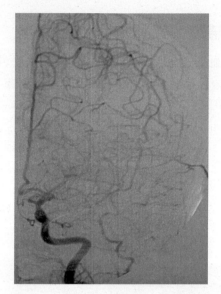

图 9-2 左侧 MCA 闭塞并形成烟雾血管

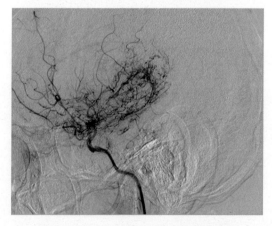

图 9-3 TICA 闭塞并形成大量烟雾血管

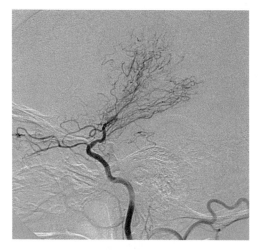

图 9-4 TICA 闭塞,烟雾血管减少

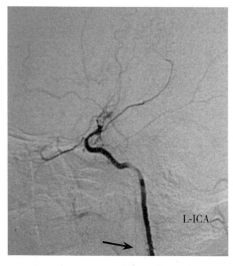

图 9-5 TICA 闭塞,几乎见不到烟雾血管

2. **CT扫描** 缺血患者显示相对较小、多发并局限在脑皮质和皮质下区的低密度灶;而出血者则显示在脑室系统、蛛网膜下腔、脑叶或基底节区高密度影像。

3. **MRI和MRA** 前者与CT相比,除了更加精确的显示病灶之外,弥散加权成像(diffusion-weighted imaging,DWI)可显示急性缺血性病灶,T1加权和T2加权像可显示慢性缺血性病灶;而MRA也可较为清晰的显示颅底异常血管网。

4. **经颅多普勒超声(TCD)** TCD因其无创性和对血流信号的敏感性,近年来越来越多的用于颅内动脉狭窄,尤其是烟雾病的筛查。高山等人在比较DSA和TCD表现之后,提出该病TCD检查的4期表现:

1期:①双侧TICA、MCA和(或)ACA狭窄的血流频谱(图9-6);②MCA起始部和TICA深度检测不到两条以上血

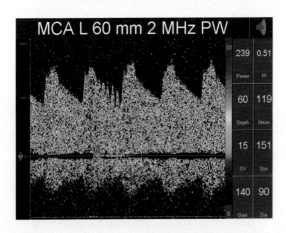

图9-6 左侧MCA近端中到重度狭窄血流频谱

流速度不一、频谱不同的血流信号;③眼动脉无异常改变,颈外动脉分支无异常改变。此期相当于 Suzuki 脑动脉造影的第 1 期或第 2 期。

2 期:①双侧 TICA 狭窄血流频谱,多数患者经颞窗,少数患者经眼窗可测到;②MCA 起始部严重狭窄的高流速血流频谱;③颅底部烟雾血管(图 9-7),可在 MCA 起始部和 TICA 深度检测到两条以上血流速度、频谱形态和方向不同的血流信号,难分清血流来源和去向。此期相当于 Suzuki 脑动脉造影的第 3 期。

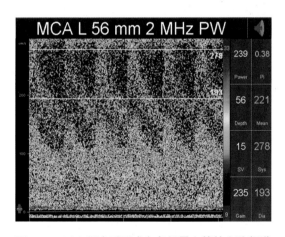

图 9-7　MCA 闭塞后形成多条烟雾血管的血流频谱

3 期:①双侧 TICA 血流速度增快或减慢;②一侧或双侧 MCA 慢性闭塞血流频谱:慢性 MCA 闭塞由于侧支代偿途径的不同,有数种不同表现形式,其共同特点是 MCA 主干深度有数条流速和频谱各不相同的血流信号,其速度明显比起始部深度的血流速度慢,如果检测到则诊断明确;③颅底部烟雾血管:可在MCA起始部和TICA深度检测到两条以上血流速度、频谱形态和方向不同的血流信号,很难分清血流来源和去向(图9-8);④眼动脉血流方向正常,频谱颅内化;⑤颈外动脉某些分支,如颌内动脉和颞浅动脉可以检测到颅内化血流频谱。此期相当于Suzuki脑动脉造影的第4期或第5期。

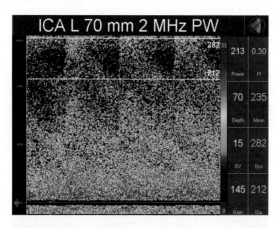

图9-8　MCA闭塞后形成多条烟雾血管的血流频谱

4期:①一侧或双侧颈内动脉起始部闭塞的TCD频谱改变(图9-9),由于病变最先累及颈内动脉终末段,即Willis环的前半部分从一开始就受到损害,从而使Willis环侧支代偿很难建立,而是形成颈外动脉通过皮质硬软脑膜表浅吻合以及颈外动脉分支脑膜中动脉与大脑中动脉等的吻合,因此,很少有前交通动脉或后交通动脉开放的TCD改变;②MCA深度检测到低血流频谱或完全检测不到血流信

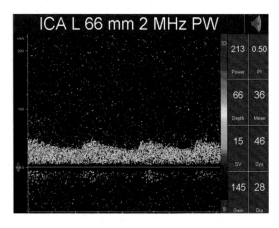

图 9-9　TICA 闭塞后期测到极低的血流频谱改变

号；③颅底部有两条以下反映烟雾血管的血流信号或完全没有血流信号；④眼动脉可能由不同方向来的侧支供血，眼动脉频谱也失去了原有形态，且双向；⑤颈外动脉的某些分支，如颌内动脉和颞浅动脉可以检测到颅内化血流频谱。此期相当于 Suzuki 脑动脉造影的第 6 期。

5. **其他**　脑电图（EEG）可能会有高幅慢波表现，但并非特异性标准；实验室检查如感染免疫方面的检查，目的是排除诸如结缔组织疾病和自身免疫性疾病等原发病的可能。

六、治疗

1. **内科治疗**　主要针对较轻患者实行个体化治疗，以对症和治疗原发病为主。如果患者出现 TIA、脑梗死、脑出血或蛛网膜下腔出血，可依据一般卒中处理原则；如发病与钩端螺旋体、结核或病毒感染明确相关,应针对病因治疗;如合并结缔组织疾病,可给予皮质类固醇和其他免疫抑制剂对症治疗;癫痫发作应予抗癫痫药;认知功能障碍者可给予钙拮抗剂和改善认知药物;对原因不明者,可试用血管扩张剂、钙拮抗剂、血小板聚集剂和中药(如丹参、银杏叶和葛根等)制剂治疗。

2. **外科治疗** 分为直接血行重建术(颅内 - 颅外血管直接搭桥术)和间接血行重建术(各种各样的贴敷术)。主要针对发作频繁、颅内动脉狭窄或闭塞严重者,特别是儿童。

前者多用于成人,如颞浅动脉和皮质支吻合,但儿童患者手术难度较大;术后能立即改善颅内血供和卒中发生,但对出血型患者防止再出血作用尚未肯定。

七、预后

儿童和成人差异明显。儿童 DSA 改变随时间而进展,有时进展很快。但每日生命活动(ADL)预后和估计寿命较好。成年人 DSA 改变的进展少见,但由于多发性和反复的卒中,ADL 预后和估计寿命较差。进行血行重建术后,该病预后与患者年龄、术式和术后血流动力学有关。儿童的 TIA 和卒中发生有所减少,但 <5 岁者可能出现智力发育迟缓;成人有报道能减少卒中发生次数,但远期效果未证实。

(胡 松 李展秀)

第十章

脑动静脉畸形

脑动静脉畸形(arteriovenous malformation, AVM)是颅内血管畸形中最常见的疾病,由于缺乏正常的毛细血管床,脑的动脉血管和静脉血管之间直接相连而形成畸形血管团,在脑血管造影上,动静脉畸形多表现为扩张的供血动脉和扭曲变形的引流静脉相互缠绕紧密结合在一起的团块,动静脉异常分流,病灶引流静脉提前显影是脑动静脉畸形的特点。脑动静脉畸形发病的主要症状是出血、癫痫和头痛及其他局灶性神经功能障碍,可以单独存在,也可合并发生。是青少年患者中最易致残的一种先天性疾病。

一、流行病学

自 20 世纪初导管血管造影术建立以来,人们对动静脉畸形的认识越来越深刻。自 20 世纪 70~80 年代起,CT 和 MRI 的应用越来越普遍,图像分辨率越来越高,应用越来越广,动静脉畸形的检出率也进一步提高。脑动静脉畸形的确切发病率尚不清楚,国外大量尸检发现脑动静脉畸形的发现率为 1.4%~4.3%,Stapf 等经前瞻性统计学分析得出了美国纽约岛人群的动静脉畸形年检出率为 1.34/10 万人年。国内尚缺乏本病的流行病学调查和大宗尸检材料,难以确定其准确的发病率。赵继宗等对 2086 例脑动静脉畸形患者进行回顾性调查结果显示,本病男性发病率略高,男女比率约为 1.97。在年龄分布上,20~40 岁患者约占总数的一半,平均诊断年龄为 38.3 岁,峰值在 20~30 岁。动静脉畸形可见于中枢神经的任何部位,70%~90% 位于幕上,幕下后颅窝只占少数,主要位于小脑、脑干、脑室内。

二、动静脉畸形的形成机制

1. **脑动静脉畸形的发病原因** 与先天性血管发育异常密切相关,主要是脑血管发育障碍。胚胎在第 3 周末形成神经管时,来自中胚层的成血管细胞集聚成带状并逐渐变形成为管状结构,覆盖于神经管表面,以后进一步分化出动脉、静脉和毛细血管,如果此时脑血管正常发育受阻,动脉与静脉之间不能形成正常的毛细血管床,动静脉之间缺少毛细血管成分,代之以一团管径粗细不均、管壁厚薄不均的异常血管团而形成动静脉畸形。但近年来有病例报道,原先未发现脑动静脉畸形的患者,在随后的随访中发现新出现的脑动静脉畸形,因此猜测脑动静脉畸形是否也存在后天因素的影响。

2. **脑动静脉畸形的分类** 可根据其发生部位、大小及血流动力学变化的不同进行分类,按大小可分为以下几类:①微型:直径 <0.5~1cm,脑血管造影才能发现,部分病例只有异常的供血动脉而没有引流静脉或者只可看到异常的引流静脉而没有供血动脉;②小型:直径 1~2cm;③中型:直径 2~4cm;④大型:直径为 4~6cm;⑤巨大型:直径 >6cm。

三、临床表现

脑动静脉畸形的主要症状是出血、癫痫和头痛及其他局灶性神经功能障碍,可以单独存在,也可合并发生。只有少数隐性及较小的脑动静脉畸形可以没有任何症状与体征,绝大多数脑动静脉畸形患者都有临床表现。

1. **脑出血** 是脑动静脉畸形最常见的临床表现,年龄较小者多,反复发生。在所有与脑动静脉畸形相关的出血中,约62%在脑实质内,32%在蛛网膜下腔,6%在脑室内。造成脑动静脉畸形破裂出血的影响因素复杂,目前的研究多认为深静脉引流、单支静脉引流、引流静脉狭窄是造成动静脉畸形出血的重要因素。单支静脉引流及深静脉引流主要见于小型、位置深的动静脉畸形,引流静脉狭窄往往发生于深静脉起始部。其次动静脉畸形合并动脉瘤、深部或者后循环动静脉畸形、小型动静脉畸形等也容易造成脑出血。

2. **癫痫发作** 也是脑动静脉畸形常见临床表现,见于40%~50%的脑动静脉畸形患者。多见于较大的脑动静脉畸形、有大量"脑盗血"和自发性血栓形成的患者。癫痫发作可为局限性或全身性,癫痫发作很有可能由多因素引起,但确切机制仍然未知,可能原因是反复出血后造成的含铁血黄素沉积以及脑动静脉畸形的动静脉短路,畸形血管团周围严重盗血,脑细胞供血不足所致。一般来说,位于皮质的大型动静脉畸形及呈广泛毛细血管扩张型的动静脉畸形癫痫发生率高,最易发生癫痫的病灶部位在顶叶,其次为岛叶、额叶、颞叶和枕叶。

3. **头痛** 大约1%~10%的动静脉畸形患者最初表现为头痛,表现为慢性或间歇性头痛,可有典型或非典型偏头痛性质,头痛最易发生于由脑膜动脉或后循环分支供血的动静脉畸形,长期头痛可能与脑血管扩张有关,当动静脉畸形出血时头痛较原来剧烈,多伴呕吐。手术切除病变后头痛症状常戏剧性消失。

4. **进行性神经功能障碍** 主要表现为运动或感觉性障碍,约见于40%的病例,其中10%左右为动静脉畸形的首发症状。引起神经功能障碍的主要原因为:①"脑盗血"引起的短暂性脑缺血发作,多于患者活动时发作;②出血引起脑损害或压迫,出现于一次出血后,当出血逐渐吸收,瘫痪可逐步减轻甚至完全恢复正常。

5. **智力减退** 见于巨大型动静脉畸形,由于"脑盗血"程度严重,导致脑的弥漫性缺血及脑发育障碍,或者由于长期癫痫发作对大脑功能的损害所致。

6. **颅内杂音** 患者自己感觉到颅内及头皮上有颤动及杂音,只有当动静脉畸形较大且部位浅表时才能听到杂音,压迫颈总动脉可使杂音消失。

幕下动静脉畸形的临床表现较幕上者隐蔽,除了有自发性SAH以外,较少有其他症状。有的可完全无症状,但可突然出血引起呼吸骤停。

四、辅助检查

1. **经颅多普勒超声检查** 经颅多普勒超声(TCD)能比较直观地显示检测血管内血流变化,对于脑动静脉畸形的患者,此检查方便快捷,对患者无创,可以多次反复检查,已经作为初步筛选脑动静脉畸形的可靠的辅助手段。

脑动静脉畸形的 TCD 特点为:病变部位供应动脉的血流量明显增加,可出现高血流速度、低阻力的多普勒血流特征(图 10-1~ 图 10-3)。①血流速度增快:动静脉畸形的病理生理为动脉与静脉直接相连,血管阻力低,单位时间内通过畸形血管团的血流量明显增加,供血动脉血流速度异常增快,通常高于正常的 2~3 倍。由于动静脉畸形常由多条动脉供血,可检测到多条动脉血流速度增快。②血流的搏动指数(PI)低于正常为低搏动性血流。由于畸形血管团缺乏毛细血管,动脉血直接流入静脉,血流灌注压低,使收缩期与舒张期血流速度均增加,但舒张期血流速度增快明显,收缩期与舒张期血流不成比例的增加引起 PI 下降,呈低搏动性脑血流改变。③频谱形态异常,供血动脉流速增快,正常层流变为紊乱的血流,频窗消失,有时可探测到涡流或湍

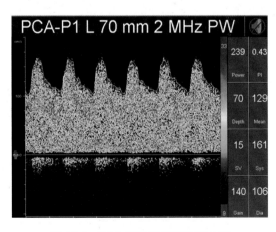

图 10-1　PCA 高流速低搏动性改变

141

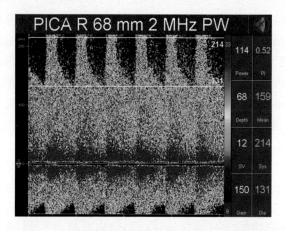

图 10-2　小脑后下动脉（PICA）高流速低搏动性改变

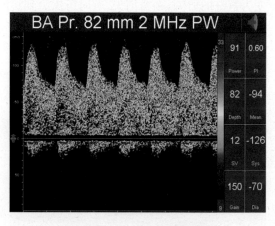

图 10-3　BA 流速代偿性增快

流频谱,频谱的外层呈毛刷样改变。

叶小虹等对 40 例脑动静脉畸形进行 TCD 检测,总检出率为 70%,而大中型脑动静脉畸形检出率在 80% 左右,小型脑动静脉畸形约有 70% 漏诊,因而认为 TCD 对大中型脑动静脉畸形敏感性较高。

2. **CT 检查**　脑动静脉畸形在未破裂出血前的 CT 表现较特异,非增强扫描可见一局灶的混杂密度区,病灶形态不规则,可显示点线状扭曲影,或为团块状,边界不甚清,可有高、等、低三种密度成分,其中高密度常为胶质增生,含铁血黄素沉着,血管内血栓机化钙化,畸形血管缓慢的血流以及邻近的新鲜出血;等密度则为血管畸形出血间正常脑组织,形成时间较长尚未钙化的血栓,出血吸收、液化等密度期;低密度则是表示梗死区内陈旧性出血液化灶及脑萎缩的脑脊液充填区。一般无占位表现,有的可因脑萎缩、软化产生负占位效应。大约 1/4 的脑动静脉畸形患者平扫无阳性发现,1/4 仅见小的等密度灶。增强后脑动静脉畸形呈现不均一性的增强,表现为不规则团块状、巢状及结节状增强,有时可见迂曲扩张的血管影,其周围可见供血动脉和引流静脉,对脑动静脉畸形具有重要的诊断意义。

3. **MRI 检查**　MRI 和 MRA 能够准确地显示瘤巢的形态、大小、内部结构及毗邻关系。脑动静脉畸形的畸形血管团在 T1WI 和 T2WI 相均表现为杂乱无序、迂曲、扩张的低或无信号蜂窝样结构(图 10-4)。当脑动静脉畸形内伴有血栓形成时,血流速度缓慢,血管内信号呈点状、条状高信号,T1WI 相表现为低信号病变内夹杂等信号或高信号

143

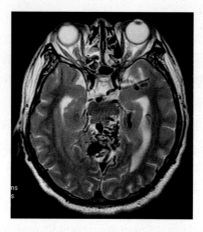

图 10-4　颅脑 MRI 示幕下畸形血管团,其
内可见大小不等、形态不一的流空信号

区,T2WI 表现为低信号区内夹杂高信号区。急性或亚急
性出血的脑动静脉畸形,在 T1WI 和 T2WI 相信号呈团块
样增高,有时中央信号低于边缘区,血肿可部分或完全掩
盖动静脉畸形。其信号变化与其他原因导致出血者相似,
在血肿边缘或中心有时可见信号不均匀的畸形血管黑色
流空影。

　　4. **脑血管造影检查(DSA)**　DSA 作为脑动静脉畸形
检查的"金标准",检查时须行全脑血管造影以了解全貌,
避免遗漏病变。小的脑动静脉畸形(一般 <3cm)行病侧颈
内动脉或椎动脉造影,可显示全部供血动脉及引流静脉;大
的脑动静脉畸形大多数由多支供血动脉参与供血,动脉早
期即可显影,病灶形态各异,多数呈球形或卵圆形,血管如
蚯蚓相互缠绕,密度高而边缘清楚(图 10-5)。

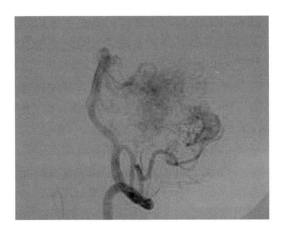

图 10-5 颅脑 DSA 示幕下动静脉畸形血管团

（图 10-1~ 图 10-5 为同一患者脑动静脉畸形的检查表现）

五、脑动静脉畸形的治疗

脑动静脉畸形的主要危害是出血与"盗血"，两者都可引起严重后果，本病最合理的治疗是手术治疗，切除原发灶，以绝后患。

1. **对症治疗** 旨在预防出血，控制及缓解神经症状。年龄较大、位于脑重要功能区、脑深部或病变广泛的患者，可以考虑保守治疗。如有癫痫发作者可给予抗癫痫药物，头痛者予控制头痛发作的药物治疗。

2. **外科治疗** 脑动静脉畸形外科治疗的目的是完全闭塞或切除畸形血管团，消除盗血等异常血流，恢复脑组织的正常血流，保护脑神经功能免受损害。

治疗方法包括显微外科手术、血管内栓塞、立体定向放射治疗以及三种方法的联合应用。治疗方法选择的原则是：①位于表浅的非功能区小动静脉畸形首选显微手术切除，位于中央部位等功能区未出过血的小动静脉畸形（<3cm）可首选立体定向放射治疗，但对于单支供血动脉，导管容易到位的患者也可首选血管内栓塞治疗；②对于中等大小的动静脉畸形可根据病灶的血管构筑学情况先行血管内栓塞治疗，缩小病灶的体积，进一步行外科手术或放射治疗，最终完全消除畸形团病灶；③对于大型动静脉畸形各种方法治疗风险都很大，除部分有明显症状或出血的患者外，宜随访保守治疗，若家属要求积极治疗，可行分次血管内栓塞治疗，减小畸形团的体积，再行放射或手术治疗。

显微外科手术被认为是目前治疗脑动静脉畸形最有效的手段，手术彻底切除畸形血管团可完全消除破裂出血的风险。血管内栓塞治疗创伤小，住院时间短，栓塞即刻减少畸形血管团的大小，消除出血的危险因素，但部分病例导管难以到位，单独栓塞难以完全闭塞畸形血管团，并有栓塞正常血管和出血引起神经功能障碍的风险。立体定向放射外科治疗安全、创伤小，但显效需 1~3 年，时间漫长，可能增加出血的风险，并可并发放射性脑损伤。

（赵洪芹　韩世晓）

第十一章
大动脉炎

大动脉炎(takayasu arteritis,TA)是指主动脉及其主要分支的慢性进行性、非特异性炎性疾病。病变多见于主动脉弓及其分支,其次为降主动脉、腹主动脉和肾动脉。以往又称无脉症、主动脉弓综合征、突发性大动脉炎或不典型性主动脉缩窄症、Martorell 综合征、Takayasu 病、高安病等。

一、概述

1908 年日本眼科医师 Takayasu(高安)首次报道了一名 21 岁女性患者,她的眼底出现了特异性的冠状静脉吻合,但高安当时并没发现这位患者双侧桡动脉不能触及,因此,未能对她做进一步研究。1939 年,日本学者 Shinmi 报道了一名 28 岁的女性患者,该患者因精神错乱入院,有多次昏厥病史,体检发现双侧桡动脉和颈动脉搏动不能触及,入院后 1 周因为充血性心力衰竭死亡。Okabayashi 随后对其进行了尸体解剖,尸检中发现该患者有主动脉、双侧颈总动脉、颈内动脉、颈外动脉、锁骨下动脉和腋动脉的全层动脉炎,患者死于脑软化和肺充血。1940 年,日本学者 Oohta 重新系统地分析了该病例,并指出她的动脉炎症不仅仅累及动脉中层,也累及动脉的内层和外层,首次准确的描述了 TA 是由主动脉及其主要分支炎症病变引起的。大动脉炎这一病名由我国学者最先提出,初称为"缩窄性大动脉炎",后发现除了不同部位动脉缩窄外,少数患者也可呈动脉扩张或动脉瘤改变,因此改称为大动脉炎。

大动脉是指血管内径 >5mm,管壁厚度 >1mm 的血管,具有三层管壁结构,中层为肌层,富含一定比例的弹力纤维。体循环大动脉主要有胸主动脉、腹主动脉、髂动脉、四肢大动脉和脏器大动脉。大动脉炎分为原发性大动脉炎和继发性大动脉炎,继发性大动脉炎常继发于感染、中毒、外伤等。本病多见于青年女性,女男比例约为 8∶1。病理改变主要是慢性、进行性、闭塞性炎症,常累及动脉全层,以动脉中层受累为主,继之出现内外膜广泛纤维增生的全层动脉炎,单核、淋巴细胞及浆细胞浸润,中层平滑肌细胞增生,胶原纤维及弹力纤维破坏,后期动脉壁全层纤维组织增生,血管壁狭窄、闭塞,从而引起缺血、高血压等表现。少数患者因炎症破坏动脉壁中层弹力纤维及平滑肌纤维坏死而致动脉扩张,形成假性动脉瘤或动脉夹层。本病有别于其他血管炎的特点为免疫复合物性炎症,血管壁全层炎症,中层弹力纤维破坏,大动脉多部位受累,侵犯的部位依次为:左锁骨下动脉(90%)、颈动脉(45%)、椎动脉(25%)、肾动脉(20%)、冠状动脉(5%)。Ueno 等将本病分为 3 型:Ⅰ型病变主要累及主动脉弓及其分支;Ⅱ型病变主要累及降主动脉、腹主动脉及其分支;Ⅲ型为混合型病变,累及上述两组或两组以上的血管。Lupi Herrera 等又增加了第Ⅳ型,病变主要累及肺动脉。临床上以Ⅲ型(混合型)最为常见。根据侵犯血管部位的不同又可分为 5 个类型:①头臂动脉型(主动脉弓综合征):以右锁骨下动脉最为常见,临床上易引起脑、眼及上肢缺血,可见上肢无脉症;②胸腹主动脉型:以胸主动脉和腹主动脉为主,临床上易引起头颈、上肢及下肢供血不足;③肾动脉型:多是双侧肾动脉受累,临床上常以持续性高血压为特征,腹部常可闻及血管杂音;④肺动脉型:常与以上3型共存,病变主要累及肺动脉;⑤混合型:一般涉及2型以上,同时多个动脉受累,临床表现较为复杂。

二、病因及发病机制

本病病因不明,可能涉及特定遗传背景下的自身免疫异常。多数文献认为其发病与自身免疫因素、内分泌失常及遗传因素有关。自身免疫学说认为与链球菌、结核分枝杆菌、病毒等感染后产生的变态反应有关。与动脉炎相关的细菌感染有结核分枝杆菌、梅毒螺旋体、沙门杆菌、金黄色葡萄球菌、立克次体等。与中口径动脉炎相关的病毒感染有 HBV、HCV、HIV、CMV。22% 的多发性大动脉炎曾患过结核,以颈部和纵隔结核为多,动脉炎受累外层可以见到肉芽肿结构。大动脉炎中 75% 是梅毒性动脉炎。螺旋体和血管壁中层胶原蛋白的一个位点有交叉抗原性。动物的血管壁胶原蛋白缺少这种交叉抗原位点,故不发生梅毒性动脉炎。金黄色葡萄球菌和血管壁中层弹性蛋白的一个位点有交叉抗原性。EB 病毒也和弹性蛋白一个抗原位点有交叉抗原性。因此,感染因素起了很重要的作用。关于遗传因素,国内外文献报道可能与人类白细胞抗原(HLA)有关,但结果不尽一致。从发病机制上看,T 细胞依赖的免疫反应、趋化因子 - 细胞因子依赖的免疫反应和目前尚不清楚的 B 细胞依赖的免疫反应是导致血管损伤的主要机制。

三、临床表现

大动脉炎大多起病较缓慢,偶有自发缓解者。根据受累血管的部位、程度和范围不同,临床表现各种各样,症状轻重不一,主要有全身症状和局部症状两方面。

1. **全身症状**　多表现为全身不适、易疲劳、发热、食欲减退、恶心、出汗、体重下降、肌痛、关节炎和结节红斑等非特异性症状。发病初期有全身症状的患者不多,有的仅因关节疼痛而就诊。男性患者发热症状较女性要少,多以头痛、头晕、肢体间歇活动障碍为主要表现。国内对 159 例大动脉炎回顾性分析显示,女性患者首发表现依次为发热、颈胸背痛和肢体间歇运动障碍,其次为头痛、头晕、心悸、无脉症等,男性最多见的依次为头痛、肢体间歇运动障碍、头晕、脑梗死、晕厥等。当局部症状体征出现后,全身症状可逐渐减轻或消失,部分患者则无上述症状。

2. **局部症状体征**　随着病情发展,会出现不同器官缺血的症状体征。血管狭窄或闭塞导致的缺血症状体征是大动脉炎的主要表现。

(1) 头臂动脉型:主要累及主动脉弓和头臂动脉,主动脉弓或锁骨下动脉狭窄可表现为无脉症,患者颈动脉、桡动脉和肱动脉搏动减弱或消失,上肢缺血可表现为一侧或双侧上肢无力、发凉、酸麻或疼痛,甚至肌肉萎缩,也可无任何自觉症状,一侧或双侧上肢脉搏微弱或扪不到,血压低或测不到。颈总动脉狭窄患者可因头部缺血感到眩晕、头痛、视力减退,甚至发生晕厥、抽搐、偏瘫及昏迷,一侧或双侧颈动脉搏动减弱或消失,眼底可见视网膜萎缩或色素沉着、眼底动脉硬化及静脉扩张。

(2) 胸腹主动脉型:患者大多有乏力、肢体酸痛、四肢间歇性活动疲劳等下肢缺血表现,体检可发现下肢动脉搏动减弱或消失,下肢血压降低或测不到,若存在明显的胸主动脉狭窄,可出现呼吸困难、胸壁疼痛等症状,在肩胛骨上或肩胛骨间可听到胸部侧支循环引起的连续性血管杂音。髂动脉受累时部分患者因血管完全闭塞,血供不足会出现肌肉萎缩,查体可听到血管杂音,杂音响度和狭窄程度不成正比,轻度狭窄或接近闭塞时杂音不明显。肾动脉受累时主要表现为高血压,尤以舒张压升高明显,由于长期的肾动脉狭窄、高血压病变导致肾小球病变,可出现血尿、蛋白尿及肾功能减退等表现。

合并肺动脉狭窄者,则出现心悸、气短,少数发生心绞痛或心肌梗死,单纯肺动脉受累罕见,肺动脉高压大多为晚期并发症,约占 1/4,多为轻至中度,重度少见。

四、辅助检查

1. **实验室检查** 大动脉炎尚无特异性血液化验指标。疾病活动期可发现血沉增快、C 反应蛋白增高,血清球蛋白增高,免疫球蛋白 IgG、IgA、IgM 增高,病情稳定后血沉恢复正常。目前认为肿瘤坏死因子、白细胞介素 -6 等在反映本病活动性方面更为敏感。国内研究资料提示约 20%~40% 的大动脉炎患者有结核感染史,因此,结核菌素试验对发现活动性结核有一定参考价值。抗链球菌溶血素 "O" 抗体升高仅说明患者近期曾有溶血性链球菌感染,且仅少数患者呈阳性反应。少数患者在疾病活动期可见白细胞或血小板增高,也是炎症活动的一种反应。慢性轻度贫血、高免疫球蛋白血症比较少见。

2. **超声检查** 超声主要通过发现血管壁的特异改变帮助诊断大动脉炎,动脉壁增厚是大动脉炎最早期的病理改变,超声可直接测量管壁厚度,因此对血管壁的评价敏感性和特异性都较高,特别是在评价颈总动脉上,敏感性是 MRI 的 10 倍。超声可以观察到大动脉炎病变动脉管壁环形弥漫不均匀增厚,呈等回声或高回声,横断面上形成特征性的"通心粉"样改变。锁骨下动脉病变的患者,狭窄侧锁骨下动脉内血流信号大部分呈充盈缺损样改变,当无名动脉或锁骨下动脉近端重度狭窄或阻塞时,椎动脉内压力下降,颅内血液倒流入锁骨下动脉,出现"锁骨下动脉盗血综合征"。此时,超声显示患侧椎动脉血流反向,健侧椎动脉和颈动脉内径增宽、血流量增加等。超声检查还可判断大动脉炎活动期,因为在炎症活动期进行血管成形术和血管重建术会有很高的再狭窄率,所以准确判断大动脉炎处于活动期还是静止期能帮助选择治疗方法和手术时机。Schmidt 等报道彩超对于早期多发性大动脉炎患者的颈动脉和锁骨下动脉病变的诊断具有重要价值。多发性大动脉炎的血管声像特征是病变血管管壁运动减弱或消失,管壁不规则环状或弥漫性增厚,管腔狭窄,甚至闭塞。

经颅多普勒(TCD)具有无创性、价格低廉、快捷有效的优点。惠品晶等人研究发现大动脉炎患者颅内 Willis 环主干血管的舒张期血流速度有不同程度的升高,各血管的脉动指数均明显降低,颅内动脉的 TCD 表现为频谱波型衰减、波峰变钝、峰值后移,呈几乎无搏动的波浪式频谱形态(图 11-1~ 图 11-4)。

45 岁大动脉炎女性患者 TCD 表现见图 11-1~ 图 11-4,图 11-5 和图 11-6 示左侧锁骨下动脉严重狭窄引起的盗血表现。

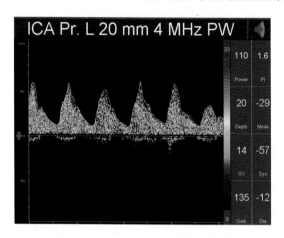

图 11-1 左侧颈内动脉起始段血流频谱

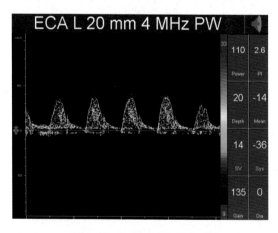

图 11-2 颈外动脉血流频谱

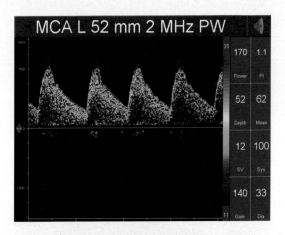

图 11-3　MCA 血流频谱

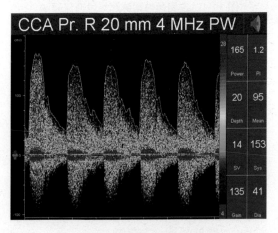

图 11-4　右侧颈总动脉血流频谱

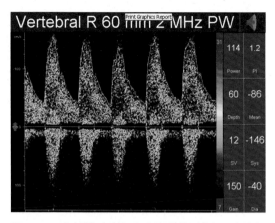

图 11-5　右侧椎动脉血流速度增快,基线下方的频谱为左侧椎动脉逆转的血流频谱

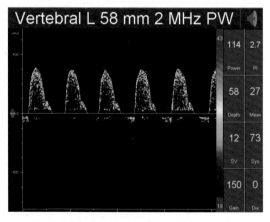

图 11-6　左侧椎动脉血流方向逆为正向血流

　　与血管造影比较,超声作为一种无创性检查手段,适合长期随访复查;在大动脉炎的诊断中两者可互为补充,血管造影显示动脉管腔变化,超声显示动脉管壁变化,能早期发现动脉壁增厚,尤其在显示微小动脉病变方面优于血管造影。同时,彩色多普勒超声可显示管腔内血流情况,能较好判断血管狭窄程度,它对患者无损伤、无痛苦、可反复而全面检查,是多发性大动脉炎又一重要补充检查方法。

　　3. 血管造影(DSA)　以往大动脉炎诊断的金标准是血管造影,可以明确病变的性质、部位和范围,甚至闭塞以及动脉瘤的形成。然而,此时不可逆的血管损害已经发生,而且由于是对比剂充盈像,无法显示血管壁的改变,因此,在疾病早期还没有形成血管狭窄时,血管造影不能及时发现病变,对疾病的活动情况也无诊断价值,且血管造影是有创检查,对于长期随访有很多局限性。DSA 作为有创性诊断手段,主要优势是可以发现早期小血管的狭窄与闭塞。CT及 MR 目前在纤细血管的显示方面仍与 DSA 有一些差距,但在 DSA 还未能诊断血管炎症和(或)管壁增厚时,CT 和MR 可观察到大动脉炎血管壁的病理形态改变。由于大动脉炎早期的病理以血管壁的炎性水肿为主而管腔狭窄不明显,DSA 易漏诊,CT 的敏感性明显高于 DSA。

　　4. 螺旋 CT 血管成像(CTA)　大动脉炎发展至管腔重度狭窄或闭塞时,常规血管造影操作困难,螺旋 CT 血管成像作为一种操作方便且无创伤的检查方法,能较好显示主动脉及其分支血管管腔的变化,且能较准确地反映血管壁病变,结合多种后处理功能,可以很好显示血管性病变的程度和范围。管壁的增厚在大动脉炎早期血管内腔无变化时是诊断大动脉炎的一个重要征象,CTA 能显示管腔改变,如狭窄、闭塞、夹层、血管破裂、血栓形成和钙化等(图 11-7)。CTA 可同时显示管腔及管壁情况,颈动脉管壁厚度可能与疾病活动性相关,管壁强化和主动脉壁内侧环形低密度影则提示病情活动。缺点是需要注射碘造影剂和接受放射辐射,而且只能发现形态学上管壁已经发生增厚的病灶,对于在病理上存在炎症反应而管壁尚未发生增厚的病灶,虽可通过增强的强化情况来判断,但效果不佳,因此 CTA 对于早期血管病变无特异性发现,而对中晚期病变血管的改变具有重要的临床价值。

5. **磁共振成像(MRI)和磁共振血管造影术(MRA)**

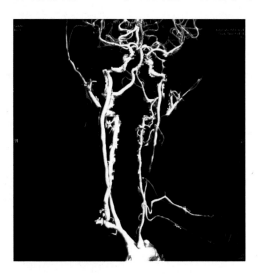

图 11-7 该动脉炎患者 CTA 检查示弓上左侧锁骨下动脉闭塞,左侧 CCA 重度狭窄

MRI 具有良好的软组织分辨力,是诊断和评价大动脉炎较好的影像方法之一,可以准确显示主动脉受累的部位、范围和程度以及管腔狭窄、闭塞等情况,尤其能清晰显示血管壁的改变。刘晓晟等人对 32 例大动脉炎患者行 MR 检查以观察大动脉炎血管壁的影像特征。结果发现受累动脉管壁均呈现向心性增厚及其信号改变,呈"多环征":中央血管腔为圆形流空低信号区,紧贴管腔的内壁为环形高信号影,显示血管内膜,外层为厚或薄的环形低信号影,为钙化或纤维化的血管中膜,最外层又呈环状稍高或等信号影,为血管外膜及其周围组织,增强扫描血管内壁环形强化,强化程度不一。此外,他们还观察了活动期和非活动期大动脉炎血管壁的 MR 表现。在病变活动期,血管内膜强化明显,而血管中外膜和周围组织广泛破坏、纤维化及结缔组织增生,故强化并不明显。活动期血管外周轮廓模糊不清,脂肪抑制后信号增高,为血管周围炎所致。在病变非活动期,血管壁呈环形增厚的均一等高信号,无明显强化,边界清晰,外周为形态不规则的低信号,表明血管及其周围组织存在广泛的纤维化,部分呈"火焰状"。活动期与非活动期的血管壁厚度差异具有显著意义,提示管壁厚度与病情活动性相关。

MRA 可准确显示主动脉受累的部位、范围和程度,尤其是能清晰显示血管壁的改变。MRA 可以提供血管壁的厚度以及管腔结构的清晰图像,由于其无创性特点,在临床中越来越得到广泛应用。颅内动脉炎 MRA 表现为近端脑动脉不规则狭窄、截断,远端未见血管影。MRA 不仅可显示大动脉炎累及主动脉狭窄或闭塞的部位和范围,而且可显示侧支循环、分支血管受累及主动脉壁等情况。与 CTA

相比具有重建速度更快、更佳的软组织分辨力、无辐射、不需注射碘造影剂等优点。国内汪晶等人用 3D CE MRA 技术和延迟增强技术分析了 20 例多发性大动脉炎的影像特点：大部分主动脉及其分支可出现狭窄，以颈动脉和锁骨下动脉最常见，尤其近端开口处最容易出现狭窄或闭塞，肾动脉、髂动脉起始处或近端也常受累，胸主动脉、腹主动脉、髂动脉等易形成多节段广泛病变，病程较长的患者，病变动脉发生广泛、严重的狭窄或闭塞时，多表现为动脉血管突然中断、断口直接与周围侧支循环动脉相连。国外研究一致认为动脉管壁增厚是大动脉炎活动期的特点之一，可能与活动期内膜水肿渗出或增殖相关，病变动脉内膜出现早期和延迟强化也是判断疾病活动期的重要标志。该项技术能全面、直观地显示多发性大动脉炎受累血管的范围、数目、性质和程度以及侧支循环形成情况。

综上所述，各种检查方法各有优缺点，任何一项检查项目均不能取代其他检查方法，将多种检查技术联合使用可能是最有效的，尽管这将涉及包括费用、实用性和最优影像方案的问题，但对于疾病的早期诊断和随访是很有必要的。

五、诊断

美国风湿学会 1990 年制订了大动脉炎的诊断标准：①起病年龄 <40 岁；②肢体间歇性运动障碍：活动时一个或更多肢体出现乏力、不适或症状加重，尤以上肢明显；③一侧或双侧肱动脉搏动减弱；④双上肢动脉收缩压差 >10mmHg；⑤一侧或双侧锁骨下动脉或腹主动脉区闻及血管杂音；⑥动脉造影异常：主动脉及其主要分支、四肢近端大动脉狭窄或闭塞,病变常为局灶或节段性,且不是由动脉硬化、纤维肌发育不良或类似原因引起。具备其中3条即可确诊。同时需排除先天性主动脉狭窄、动脉粥样硬化、血栓闭塞性脉管炎、白塞病、结节性多动脉炎及胸廓出口综合征等。

因此,临床上40岁以下女性具有下列表现一项以上者,应怀疑本病:①单侧或双侧肢体出现缺血症状,表现为动脉搏动减弱或消失,血压降低或测不出;②脑动脉缺血症状,表现为单侧或双侧颈动脉搏动减弱或消失,以及颈部血管杂音;③近期出现的高血压或顽固性高血压,伴有上腹部二级以上高调血管杂音;④不明原因低热,闻及背部脊柱双侧或胸骨旁、脐旁等部位或肾区的血管杂音,脉搏有异常改变者;⑤无脉及有眼底病变者,特别是视神经乳头周围出现动静脉花冠状吻合。

临床上尚无判断大动脉炎活动性的公认指标,多采用美国国立卫生研究院提出的标准:①部分患者发病时可有全身症状,如发热、肌痛;②血沉升高;③受累血管有缺血与炎症表现,如患肢间歇性活动疲劳、动脉搏动减弱或消失、血管杂音、血管痛、上肢或下肢血压不对称;④造影可见典型的血管损害。具备2项或以上初发或加重即可判断为病变有活动性。

六、鉴别诊断

1. **先天性主动脉缩窄**　多见于男性,全身无炎症活动表现。主动脉造影示病变部位局限在主动脉峡部或弓部,因此,血管杂音位置较高,限于心前区及背部。

2. **动脉粥样硬化** 常于 50 岁后发病,伴动脉粥样硬化的其他临床表现,血管造影可见多发粥样斑块。

3. **动脉纤维肌结构不良** 多见于育龄女性,肾动脉造影显示其病变多累及主干远端 2/3 及分支,典型特征为串珠样狭窄,也可累及其他中等直径的动脉。

4. **血栓闭塞性脉管炎(Buerger 病)** 好发于有吸烟史的中青年男性,为慢性周围血管闭塞性炎症,主要累及四肢中小动脉和静脉,下肢较常见。表现为肢体缺血、剧痛、间歇性跛行,足背动脉搏动减弱或消失,重症患者可有肢端溃疡或坏死等,与大动脉炎鉴别一般并不困难。

5. **巨细胞动脉炎** 老年人多见,主要累及颞动脉及内脏中小动脉,与大动脉炎表现不同;巨细胞性动脉炎主要表现为下颌运动不良;新发生的头痛;脑缺血症状,如视力障碍、眩晕、听力减退等;多伴发风湿性多肌痛;血沉≥50mm/h。血管超声和颞动脉活检可以明确巨细胞动脉炎的诊断。

6. **白塞病** 主要表现为全身黏膜的溃疡,皮肤针刺后发生脓点,可累及大中动脉,多为动脉瘤形成,也有部分狭窄性病变。

7. **胸廓出口综合征** 随头颈及上肢活动其搏动有变化,可有上肢动脉搏动减弱,常伴有上肢静脉血流滞留现象及臂丛神经受压引起的症状体征,颈部 X 线显示颈肋骨畸形。

七、治疗

许多年以来,大动脉炎活动期的常用治疗方法为糖皮质激素和免疫抑制剂,糖皮质激素是 TA 的一线治疗药物,但是资料显示糖皮质激素仅对 50% 的患者有效,对于那些糖皮质激素疗效不显著或者在泼尼松减量后症状复发的患者,免疫抑制剂应用可以增强疗效,最常用的治疗血管炎的免疫抑制剂为环磷酰胺、硫唑嘌呤或者甲氨蝶呤。介入治疗为大动脉炎减少了手术并发症,能有效地消除大动脉炎所致大血管狭窄,缓解临床症状,远期疗效良好。除了治疗原发病之外,大动脉炎并发症的治疗也是另外一个重要方面,如高血压、血栓等并发症,根据病变情况选用血管扩张剂、降压药物、抗凝药物等,对于改善长期预后,降低大动脉炎所致死亡率有重要作用。

(郑雪平　赵洪芹)

第十二章

卵圆孔未闭

卵圆孔未闭(patent foramen ovale,PFO)是房间隔的一种先天发育缺损,人群中约有 1/4 存在 PFO。尸体解剖证实,PFO 成人发生率为 20%~35%。在接受食管超声检查的患者中,PFO 的发生率为 10%~26%。据统计 45 岁以下的卒中患者中 31% 原因不明,45~70 岁的患者中原因不明者占 23%,70 岁以上占 21%,约 40% 的不明原因卒中患者发现存在卵圆孔未闭。不明原因卒中患者存在 PFO 的概率为非卒中人群的 12 倍。有先兆偏头痛的患者存在 PFO 的概率是非偏头痛患者的 3 倍。

一、概述

在胚胎发育时期,心房间隔先后发生两个隔,按照出现的时间先后,分别为原发隔和继发隔,原发隔较薄,游离的半月形边缘覆盖在第二间隔上形成一椭圆形孔隙为卵圆孔,残存的原发隔位于卵圆窝左心房面,起到膜性活瓣作用,又称为卵圆孔瓣;继发隔位于卵圆窝的右心房面。

卵圆孔是房间隔中部的裂隙,胎儿期卵圆孔作为一个生理性通道使血液从右心房流入左心房,由于胎儿右心房压力高于左心房,左心房侧的卵圆孔瓣保持开放,使大部分右心房血液经卵圆孔流入左心房,维持胎儿血液循环。胎儿出生后随着肺循环的建立,左心房压力增高,左心房压高于右心房压,迫使卵圆孔瓣关闭,并贴附于继发隔,使卵圆孔功能性闭合,再经过一段时间,少则几天,多则数月或数年,两者互相粘连而结合为一体,卵圆孔便永久性关闭。一般情况下,卵圆孔在出生后第1年内闭合,若3岁以上卵圆孔仍未关闭,称为卵圆孔未闭。由于各种原因使卵圆孔没有闭合,导致PFO和心房水平的分流。卵圆孔大小随年龄增长有增大的趋势。Steiner等将卵圆孔按直径大小分为3型:小型(≤1.99mm)、中型(2.0~3.9mm)和大型(>4.0mm)。

二、卵圆孔未闭的辅助检查

1. **经食管超声心动图**(transesophageal echocardiography,TEE) TEE是目前诊断PFO和其他右向左分流的最公认的方法。实际上,大多数临床医师把TEE作为金标准。然而,TEE检查时要求患者处于镇静状态,并且患者和操作医师都认为该检查过程是不舒服的。

2. **右心导管检查** 可直接通过未闭的卵圆孔从右心房到左心房,证实PFO的存在,但系创伤性检查,且定位受到一定限制,患者多不愿接受,临床应用受到限制,目前多已不再采用。

3. **经胸超声心动图**(transthoracic echocardiography,TTE) 充分显示房间隔,观测有无回声缺失及其部位、大小,结合彩色多普勒血流显像(CDFI)观测心房水平有无穿隔血流束及其宽度。TTE彩色多普勒声学造影检查快捷,但较TEE敏感性低,约80%,特异性100%,因此TTE检查阴性不能完全排除 PFO 的诊断,阳性则可避免行 TEE 检查。在解剖学上,PFO 为卵圆孔瓣与继发隔之间出现裂隙,而房间隔本身并无组织缺失,因此,TTE 检查一般无法直接发现阳性征象,只能配合 CDFI 检查发现过隔血流而间接诊断,其检出率较低。

4. **对比增强经颅多普勒超声**(contrast TCD,cTCD) TCD 可以检测颅内脑血流改变,并且可以检测到血流中的微栓子信号。TCD 诊断的准确性超过 TEE 的首要原因是患者完成一个标准 Valsalva 动作的能力,标准的 Valsalva 动作可引发休息状态常常不会出现的矛盾分流,使 TCD 可检查出其他检查可能漏诊的 PFO。cTCD 是从受检者的肘前静脉注射含有微泡的生理盐水,当受检患者存在右向左分流时,微泡可从右心房直接进入左心房而不经过肺循环滤过,再从左心房到左心室进入主动脉,一部分微泡从主动脉弓的 3 个动脉分支进入脑部,TCD 就可在脑部探测到微泡信号;当受检患者不存在右向左分流时,微泡将进入右心室,沿肺动脉进入肺循环,而不会进入体循环动脉。所以 TCD 显示屏上将不会有频谱的变化。因此,TCD 可以诊断 PFO,且对 PFO 的检查具有高敏感性、高特异性,可以反映 PFO 对脑循环的影响。具体操作方法:

(1) 标准的 Valsalva 动作:患者做一次深呼吸,用力吹气,使压力表刻度达 40mmHg,并坚持 10 秒钟。一个有效的 Valsalva 动作可在动作时发现血流速度减慢,10~15 秒后出现反应性充血,并在 Valsalva 动作后发现血流速度增加。

(2) 手振微泡注射:准备 2 支 10ml 注射器,一支抽 9ml 盐水和 1ml 空气。用三相开关连接 2 个注射器,用 21 号蝶式注射针头穿刺肘前静脉,通过一个塑料伸缩管与三相活塞相连。通过三相开关将少量血液抽入 1 个针管(血液的作用是增加气泡在血液中的悬浮时间以确保可探测到),在注射前应充分振荡盐水、空气和血液,制成血、盐水和空气的混悬液。制成的微泡造影剂将在 Valsalva 动作时进行注射。检查结束后,不会对患者产生重大影响,没有任何禁忌,如驾车等。患者可以立即离开。实际检查过程大约需要 20~30 分钟。

(3) cTCD 检查方法:采用 TCD 检测仪,探头频率为 2MHz,探测血管为双侧大脑中动脉 M1 段。首先对脑部动脉进行一次完整 TCD 检查,确保双侧颞窗可探及 MCA 信号;将探头置于颞窗(可选择右侧颞窗),调节探测深度 50~60mm,取样容积 10~11mm,探及血流方向朝向探头的大脑中动脉(MCA)信号,调整增益至血流背景信号刚刚能看清楚;在右侧肘前静脉进行手振生理盐水的注射,注射后 10 秒,令患者完成一个标准的 Valsalva 动作,观察多普勒频谱的信号变化,观察时间为 90 秒,探头不动(仍在同侧)。如 90 秒内产生 10 个微泡以下或阴性,则探头移至对侧颞窗,重复上述操作。

(4) 空气微泡栓子信号的特点:①短时程:<300 毫秒;②高信号:信号比背景信号强度 >3dB;③单方向出现在频谱中;④伴有尖锐的哨音。

结果判断:注射后 15 秒内在任意一侧 MCA 记录到一个以上典型的栓子信号(符合以上 4 条特征)或出现"雨帘效应"记为阳性。15 秒后出现栓子或始终未出现栓子记为阴性。阳性者存在右向左分流,即诊断为 PFO。可根据微泡的数量判断分流程度。

标准的 Valsalva 动作可使右心压力增加,从而增加卵圆孔开放的概率和面积。所以,Valsalva 动作可使 TCD 检查的阳性率提高,未行 Valsalva 动作的患者检查阳性率低,如进行 Valsalva 动作,可使探测出的微泡数目增加。

(5) PFO 分级量表:心脏将物质从静脉循环转移到大脑的分流能力或分流量可分为 6 级。分流量由开放大小和压力阶差决定。

1) 双侧分级:表 12-1。

表 12-1 双侧探测的分级

分级	栓子数	分级	栓子数
0	0	Ⅳ	101~300
Ⅰ	1~10	Ⅴ	>300(无数)
Ⅱ	11~30	Ⅴ⁺	>300("雨帘效应")
Ⅲ	31~100		

2) 单侧分级:单侧经颅多普勒超声分级如下:Ⅰ~Ⅴ级对应微泡数目:Ⅰ级:1~5;Ⅱ级:6~15;Ⅲ级:16~50;Ⅳ级:51~150;Ⅴ级:>150。这样的分级可以直接判断微泡栓子从静脉到脑循环的分流能力。

常规的单通道 TCD 既为非侵入性检查,又相对准确,但是单通道技术的局限性使其准确性降低,当用于检查微栓子时,多通道的 TCD 检查系统(PMD100 system)可比单通道 TCD 技术多查出 66% 的栓子。多通道的 TCD 检查系统可同时在多个深度、多个方向探查栓子的活动和血流。

在外周注射混合盐水后,该系统可在微泡进入脑血流时探测到它们。对比来说,传统单通道 TCD 仅仅在 MCA 的一个深度探测到微泡回声。

cTCD 是一个对 PFO 检测具有高敏感性、高特异性的手段,和 TEE 相比,cTCD 具有价格低、无创、无痛苦、患者容易合作、可操作性强等优点,可以作为患者经食管超声前的筛查试验。但是它不能直接看到房间隔的分流部位,是一个间接手段。TEE 检查的敏感性和特异性同样很高,被认为是诊断 PFO 的"金标准",虽为有创性检查手段,但与 cTCD 相比,TEE 最大的优势是可以直接看到 PFO 的形态、大小,为考虑手术治疗的患者提供可靠的手术依据。但两项检查并不矛盾,两者不能相互替代,如临床怀疑 PFO,则可先进行 TCD 微泡试验检查,如结果提示有分流,可进一步进行 TEE 检查来观察 PFO 的大小。

三、与卵圆孔未闭相关的疾病

早先的研究认为,PFO 无重要的临床意义。只有当合并肺动脉高压、右心室流出道梗阻时,右心房压力升高超过左心房,卵圆孔瓣左移与继发隔分离,产生心房水平右向左分流,造成动脉血氧饱和度下降;当肺动脉高压或右心系统压力升高时,栓子经过未闭的卵圆孔由右心进入左心系统,导致体循环栓塞。左心室流出道梗阻,左心房增大时,卵圆孔瓣过度右移或牵拉,产生心房水平左向右分流,导致右心室容量负荷增加时,PFO 才具有临床意义。最近研究表明 PFO 与多种疾病的发病有关,如卒中、TIA、不易形成栓塞的心律失常、偏头痛,特别是先兆偏头痛、减压病等。

1. **隐源性脑卒中** 脑卒中的病因复杂,最常见的危险因素有动脉粥样硬化、高血压、高脂血症、糖尿病、吸烟、饮酒、脑卒中家族史等。有研究表明,大约 10%~20% 的患者找不到病因,称为隐源性脑卒中。国外有研究表明,在隐源性脑卒中患者中,50% 有卵圆孔未闭,PFO 是卒中的一个危险因素,PFO 越大,分流量越多,反常栓塞致缺血性脑卒中的发生率越高。

Lamy 等报道了 581 例不明原因的脑栓塞患者,结果发现 267 例存在 PFO,且 PFO 组与无 PFO 组相比年龄较小,而高血压、高血脂、吸烟等传统的致脑卒中因素发生率较低,这说明 PFO 引起的反常性栓塞是缺血性脑卒中的重要原因之一。

目前卵圆孔未闭性卒中的可能机制主要有:①反常栓塞:卵圆孔未闭的隐源性卒中患者脑梗死的解剖学图像常常提示为栓子机制,栓子可以是静脉血栓,也可能是脂肪、空气等,经过未闭的卵圆孔,进入动脉循环而引发脑血管栓塞事件。②卵圆孔未闭相关房性心律失常导致心房内血栓形成。③卵圆孔未闭合并房间隔瘤:房间隔瘤是一个与卒中密切相关的解剖学因素,它可以随着心跳节律左右摆动,增加了分流量和血栓发生的可能性。有研究表明,合并房间隔瘤的卵圆孔未闭患者,发生卒中反复发作的风险增加了 20 倍。④卵圆孔未闭相关的高凝状态可能诱发静脉栓子形成,增加反常栓子的可能性。

2. **偏头痛** PFO 导致偏头痛的具体机制现在仍然不明确,可能的发病机制是在深呼吸、咳嗽等状况下未闭合的卵圆孔开放,静脉系统微小血栓或某些经肺循环代谢降解的神经体液物质(如5-羟色胺)未经肺内沉积降解直接进入体循环,从而引起偏头痛症状。国外研究表明,偏头痛,特别是先兆偏头痛(migraine with aura)患者,其PFO的发生率显著高于对照组,每3例偏头痛患者中就有1例为先兆偏头痛。国外Soliman等报道经过一系列研究发现约50%的偏头痛患者存在PFO。Lamy等报道PFO组偏头痛的发生率为27.3%,对照组发生率为14.0%。

3. **低氧血症** 当有导致右心房压力增高的病理基础存在时,产生更多的右向左分流,由于低含氧量的血流(静脉血)经未闭卵圆孔进入动脉系统,可使患者出现呼吸困难、头晕眼花的动脉低氧症状。

四、卵圆孔未闭的治疗

基于卵圆孔未闭有造成卒中的危险,某些卵圆孔未闭患者应该接受治疗。下列情况为需要治疗的适应证:①不明原因的卒中,经超声心动图检查发现有未闭卵圆孔及右向左分流者,接受治疗可防止卒中复发;②有深部静脉血栓,经检查发现有未闭卵圆孔者,治疗可预防发生卒中;③有严重三尖瓣反流,发现有未闭卵圆孔及右向左分流,在手术时应同时修补未闭的卵圆孔;④从事潜水工作的人员,应该例行检查有无未闭的卵圆孔,如果有,应进行封堵,否则不宜从事此工作。

1. **药物治疗** 抗血小板药物:阿司匹林和氯吡格雷对动脉栓子更有效。华法林有比阿司匹林效果好的趋势,抗凝药物治疗每年导致1.8%~4.8%的出血并发症。药物治疗可减少伴有卵圆孔未闭患者缺血性脑卒中的复发率。

2. **手术治疗** 其成功率为100%,死亡率很低;但可能有心房纤颤、心包积液、术后出血及伤口感染等并发症。故适用于需要开胸手术治疗其他心脏病的患者可手术时修补未闭卵圆孔。

3. **经皮导管修补术** 此方法安全有效,特别是在超声心动图的导引下,成功率高,住院并发症低,修补后可减少血栓形成率。经皮导管封堵法的适应证为:①已采用药物治疗,仍有缺血性栓塞复发者;②患者不愿采用药物治疗,或用药物治疗有禁忌者;③50岁以下,证明有静脉血栓,并有反向栓子病史的患者。

反常性栓塞是指静脉系统和右心房的血栓通过心脏内的交通从右心系统进入左心系统,引发缺血性卒中和心、肾以及外周动脉栓塞。反向栓塞的表现包括不明原因的卒中、周围栓塞、脑脓肿和潜水员减压症。虽然卵圆孔未闭造成上述现象发生的机制尚不清楚,但它确实为右到左的栓子提供了一个通道。有未闭卵圆孔的患者发生反向栓塞的复发率每年为3.2%~3.8%。对这些患者的理想治疗仍有争议,药物治疗仍然为首选,华法林有比阿司匹林疗效好的趋势,但尚未完全证实。导管封堵法安全而有效,并发症发生率低,但仍需要进行药物与经皮导管封堵术之间疗效的对比研究,才能进一步确定是否应该更普遍地采用导管封堵术。

(韩世晓 赵洪芹)

第十三章

TCD 与脑血管反应性

脑血管反应性(cerebrovascular reactivity,CVR)的评估对脑血管病的治疗和预防有重要意义。脑血管反应性可用于评价脑循环储备能力,而脑循环储备能力减退可增加卒中的危险性。经颅多普勒(TCD)是一种简便、无创、价廉的检查方法,可用于评估脑血流动力学改变。

一、脑血管反应性

脑血管反应性(CVR)是指脑血管在各种舒张或收缩因素作用下所产生的舒张或收缩能力。通过检测脑血管反应性的强弱程度,可以评价脑血流动力学的改变,对缺血性脑卒中的早期诊断、治疗以及预后评价具有重要临床意义。经颅多普勒(TCD)超声检查技术与血管扩张药物结合广泛用于评价脑血管反应性,尤其是经颅多普勒超声检测技术操作简便、无创、费用低廉并可反复检查,已成为评价脑血管反应性较为常用的检查手段。

二、TCD 评估血管运动反应性的原理

血管直径恒定时,血流速度的变化与通过血管的血流量呈正相关。大脑中动脉(MCA)血流速度的变化可用于

172

反映吸入 CO_2 或应用乙酰唑胺(ACZ),或动脉压中等程度改变(自我调节)导致的血流相对改变。应用上述原理,TCD 可评估脑循环中远端血管的调节能力。在临床应用中,TCD 不仅可以探测到大血管的狭窄和闭塞,也可以测试颅内小血管的扩张能力,研究表明,脑血管反应性的耗竭与卒中事件发生高度相关。

三、TCD 检测脑血管反应性的方法与评价

目前 TCD 已广泛应用于脑循环及脑血管病的研究,虽然 TCD 不能直接测量脑血流量,但大量研究已经证实脑血流速度与脑血流量有高度的相关性,临床可以通过 TCD 检测颅底的主要动脉血流速度来反映脑血流量的变化。颅内大脑中动脉同时接受前后交通动脉及其他途径的侧支循环供血,TCD 检测时颞窗的超声波几乎与 MCA 主干呈现零度角,因此临床上利用 MCA 反映吸入 CO_2 对脑血流量的影响,通过 TCD 检测不同碳酸血浓度时大脑中动脉血流速度的改变,不仅可直接反映脑血管的舒缩功能状况,而且间接反映了脑血流量改变。

屏气试验、CO_2 吸入法及 ACZ 试验是目前临床应用最为广泛的用于评价 CVR 的 TCD 脑血流负荷检查方法。资料显示 3 种方法各有其优缺点。屏气试验操作简单,但需要排除呼吸系统疾病及神志不清无法合作者,屏气时间过短或过长会影响检查结果;CO_2 吸入法副作用较大,可引起血压升高,会出现呼吸道不适反应,亦需依赖患者合作;ACZ 试验安全且副作用小,不需依赖患者合作,不改变血压,但持续时间短且需 ACZ 药量较大。

1. **CO₂吸入法** 备有5%CO$_2$和95%O$_2$混合气体钢瓶、改建后的麻醉呼吸气囊(含有单向呼吸活瓣)、可充气呼吸面罩和气体导管各1件。待受检者双侧MCA血流速度基线平稳后,先排空气囊内气体,打开钢瓶气阀,使气囊充满气体,然后紧密置于受检者面部,开始计时,使其均匀吸入5%CO$_2$和95%O$_2$混合气体1~2分钟,诱发高碳酸血症,记录吸入气体前后双侧MCA血流速度的变化。计算方法:吸气后流速增加率=[(吸气后流速－吸气前流速)/吸气前流速]×100%。加做过度换气试验:待血流速度基线平稳后,使受检者深快呼吸30~60秒后诱发低碳酸血症,记录过度换气前后双侧MCA血流速度的变化。计算方法:过度换气流速下降率=[(换气前流速－换气后流速)/吸气前流速]×100%。正常值为吸入后稳定血流速度增加大于23%;血管反应性耗竭值为血流速度稳定后MCA血流速度升高小于10%。

2. **屏气试验** 是一种相对简单的方法,令被测试者屏住呼吸30秒钟,然后紧接着连续测量4秒钟的脑血流速度,计算呼吸抑制指数(BHI):BHI=脑血流平均速度升高值/呼吸抑制时间。评价指标采用BHI>0.69为正常,否则为异常。Markus等分别检测了23例患者平静呼吸后屏气、吸入5%CO$_2$ 5分钟前后的MCA血流速度。结果显示两种方法敏感性相似,所测量的脑血管反应性与颈内动脉狭窄程度均相关。因为屏气法更方便,耐受性好,可以作为筛查方法用于临床。

3. **乙酰唑胺试验** 乙酰唑胺可以抑制碳酸酐酶活性,使CO$_2$缓冲系统失衡,导致毛细血管前动脉扩张,从而增加脑血流量。静脉给予乙酰唑胺的剂量为 13mg/kg,给予乙酰唑胺 20~30 分钟后,一般情况下,在 10~20 分钟时参数变化达到高峰。由于脑血管反应性,脑血流可以增加20%~70%。本试验不适用于严重的肝肾疾病、颅内高压、对该药物过敏的患者。

四、TCD 检测血管反应性的临床应用

血管反应性可用于评价脑循环储备能力;评估颈内动脉狭窄时的血流动力学状态;比较颈内动脉内膜切除术前后的血流动力学变化;近几年来临床已经用脑血管反应性来评价脑血管病变与卒中的关系。

国内外的大量研究已经证实,脑血管反应性下降提示卒中发生的危险性增加,检测脑血管反应性可预测卒中发生的危险性。经颅多普勒超声检测是了解脑血管反应性的无创性检查手段,二氧化碳吸入试验、屏气试验和乙酰唑胺试验用于评价脑血管反应性均可靠有效,能够提供缺血性脑卒中发生前脑血管功能的重要信息,其中以屏气试验更为简便,可在临床推广应用。

(李展秀　吕敬雷)

175

第十四章

脑死亡

经颅多普勒(TCD)是目前临床上用于确定脑死亡的重要手段之一,其诊断脑死亡是以血流超声多普勒效应为原理,以颅底动脉环的振荡波血流及临床脑死亡表现为诊断标准。TCD诊断脑死亡具有敏感、特异、无创、操作简便、经济、安全等优点。

一、脑死亡的概念及诊断标准

(一) 脑死亡

死亡对于任何生物体而言都是指生命的终结,生命终结的指征是什么? 什么时候才能宣布一个人的死亡? 这些问题一直受到人们的广泛关注。人的死亡不仅仅取决于医学、生物学意义上的判断,还涉及法学、社会学、伦理学等领域。目前最广泛应用的脑死亡概念是全脑死亡。脑死亡是包括大脑、小脑和脑干在内的全脑死亡,脑功能永久性不可逆地完全丧失。即使有心脏跳动和脑以外体循环及脊髓等器官功能继续存在,均可宣告个体死亡。

(二) 脑死亡的诊断标准

目前脑死亡的判定标准归纳起来主要有以下几个方面:确定诊断对象和排除对象、脑干脑神经反射检查、无呼吸试验。

1. **诊断对象**　①原发性脑器质性疾病,如颅脑损伤、脑卒中、颅内占位性病变或颅内感染性疾病;②深昏迷、自发呼吸消失、需使用人工呼吸机维持呼吸;③原发病因已明确,已进行合理治疗,因为病变的性质患者已经不可能恢复生命。

2. **排除对象**　即排除可逆性昏迷:①6 岁以下的儿童;②急性药物中毒;③低体温,直肠温度在 32℃以下;④代谢性或内分泌障碍、肝性脑病、尿毒症或高渗性昏迷;⑤病因不明。

3. **脑干脑神经反射检查**　①瞳孔散大固定,瞳孔约 5~6mm,对光反射消失;②角膜反射消失;③头-眼运动反射消失;④眼前庭反射消失;⑤咽反射消失。但脊髓反射可存在,主要是因为脑死亡时脊髓还保留血液循环,脑死亡后 2~14 天脊髓休克阶段消失,各种脊髓浅深反射出现,躯干和肢体刺激即可引发反射。

4. **无呼吸试验**　试验按如下步骤进行:①由人工呼吸机供给纯氧 10 分钟,再给 95% 氧加 5% 二氧化碳的混合气或减慢人工呼吸机的频率,保障 $PaCO_2>40mmHg$;②人工呼吸机与患者脱开,吸氧导管插入气管隆突,以 6L/min 供给纯氧,再观察 10 分钟,若患者 $PaCO_2>60mmHg$,无自主呼吸,即可证明患者无自主呼吸;③患者无自主呼吸,则再接上人工呼吸机;④若患者明显青紫,血压下降明显,应停止试验。脑干脑神经反射检查及无呼吸检查要间隔 4 小时后再进行第 2 次检查。该项检查在脑死亡诊断中非常关键且不可缺少,是诊断脑死亡的有力佐证之一。

二、脑死亡的病理生理

脑死亡的重要病理生理机制是颅内压增高。当颅内压接近全身动脉压时,脑内循环终止,大量代谢产物堆积,引起一系列病理变化。在尸检中发现,脑死亡患者有广泛的脑软化。在原发半球病变总是存在天幕疝及小脑扁桃体疝。病理改变的严重性取决于颅内循环阻断的发展。

三、脑死亡的临床表现

(一)深昏迷

深昏迷也称不可逆性昏迷,是脑死亡必备的主要条件。对外界刺激毫无反应,对所有视、听及皮肤刺激的运动及语言反应均消失,无自发运动。应当排除可逆性昏迷的原因,如低体温、内分泌危象、严重电解质紊乱等所致的深昏迷。

(二)自主呼吸停止

无自主呼吸是判断脑死亡的最主要指标之一,患者需呼吸机辅助呼吸,呼吸暂停试验阳性。

(三)脑干反射全部消失

脑干是生命中枢和意识的控制所在。脑死亡时会出现瞳孔散大、固定,瞳孔对光反射消失(中脑功能丧失);角膜反射消失(脑桥功能丧失);前庭 - 眼球反射消失(中脑和脑桥功能同时丧失);咽反射和咳嗽反射消失(延髓功能丧失);对有害刺激无去脑强直反应。

不能单纯依赖临床表现诊断脑死亡,应适当应用确认试验,包括脑电图、脑血管造影检查、经颅多普勒超声等。Hassler 等提出颅内循环停止即脑死亡过程中,TCD 表现有

3 个阶段,依次为:①收缩 / 舒张期的交替血流;②非常小而尖锐的收缩峰;③血流信号消失。

四、脑死亡的观察时间

首次诊断脑死亡后,需要再继续观察 12 小时,如无变化方可以确认。美国需观察 12~24 小时,德国为原发性脑损伤观察 >12 小时,继发性脑损伤观察 >72 小时,<2 个月的患儿观察 48 小时,2 个月至 1 岁观察 24 小时,1~18 岁观察 12 小时。

五、辅助检查在脑死亡诊断中的价值

(一) 脑死亡的脑电图表现

80% 的临床脑死亡患者脑电图显示为持续电静息。电静息又称无脑电活动(electrocerebral inactivity,ECI),是指在头皮所有部位记录不到可确认的脑源性的自发或诱发性电活动。无脑电活动表明大脑皮质功能丧失。确定电静息有严格的技术要求,并需要排除各种内源性和外源性干扰。大剂量中枢镇静药物中毒、低体温、休克、严重代谢和内分泌病变也可引起电静息。在符合临床脑死亡标准并排除各种可逆性情况的患者中,约 20% 脑电图没有电静息,而是显示某种其他异常电活动,常为很低波幅和(或)很慢频率的多灶性暴发电位。这种微弱的脑电活动在临床诊断脑死亡后可持续数小时至数天,最终发展为电静息。

(二) 阿托品试验

经静脉注入阿托品 2mg,阳性表现为心率较原来增加 20%~40%,提示延髓中枢(迷走神经背核)功能存在,脑死亡患者阿托品试验阴性。阿托品试验具有简便、易行的优点,可以作为判断脑死亡的标准之一。

(三) 脑干听觉诱发电位检查

该检查直接反映脑干功能,是判定脑死亡的一项准确的可靠客观指标,能取代脑电图作为判断脑死亡的标准。脑死亡时I~V波消失或全波消失。

(四) 脑死亡时脑血管造影检查

造影剂不能进入颅内,放射性核素脑血管造影时,放射性核素也不能进入颅内,证明脑循环已经停止,是判断脑死亡的客观依据。

(五) 单光子发射断层扫描

单光子发射断层扫描(SPECT)可判断颅内有无血流,对诊断脑死亡有一定的参考价值。

(六) CT 和 MRI

可以确定脑死亡的病因及病理形态改变。CT 扫描可显示出弥漫性脑肿胀和脑填塞的特征性改变,注入造影剂无增强效应,MRI 检查更能显示出这些改变。

(七) 经颅多普勒超声检查血管的选择

在对脑死亡进行 TCD 的确认检查时,血管的选择至关重要。大多数学者认为大脑中动脉(MCA)对脑死亡的诊断有肯定价值,但也有人认为需同时检测大脑中动脉(MCA)和基底动脉(BA),两者同时符合才能判定为脑死亡。

六、脑死亡的 TCD 表现

许多研究证明引起脑循环完全停止和脑死亡的最主要原因是难以控制的颅内压增高,随着颅内压力的逐渐增高,颅内血管舒张期的血流速度会进行性下降,直至遗留一收缩期正向血流。若颅内压力继续升高,会出现收缩期正向血流和舒张期逆向血流,即振荡波。之后颅内压力继续升高,舒张期反向血流将消失,仅有一小而尖锐的收缩期正向血流,最后血流信号消失。

(一) 收缩 / 舒张期的交替血流

收缩 / 舒张期的交替血流,即振荡波,多见于开放性颅脑损伤伴急性颅内压增高所致的脑死亡患者,此期病情波动很大,而慢性颅内压增高的患者不一定出现该频谱。振荡波频谱即收缩期正向血流,舒张期反向血流,可以整个舒张期反向,或仅舒张晚期反向。当出现振荡波时,表明脑循环已经停止,但并不是脑死亡的同义词。脑死亡后肯定有脑循环停止,但脑循环停止之后精确的脑死亡时间还没有被确定。

(二) 小而尖锐的收缩峰

即钉子波,可以见于各种原因导致的脑死亡患者。当颅内压力增高到平均动脉压水平时,全部脑血管塌陷或闭塞,继振荡波出现后仅能观察到收缩期非常小的尖锐的正向血流信号,没有舒张期血流。钉子波被认为是脑死亡的较晚期血流频谱。

(三) 血流信号消失

TCD 检测不到颅内血管血流信号。常见于病程较长的非外伤性或占位原因所致的脑死亡,如感染和中毒等。但由于某些患者的颞窗欠佳,或床旁操作的体位限制,或由于检查者技术不够熟练等原因,无血流的判断要特别小心。

七、脑死亡判定标准的价值

（一）更加科学地判定人的死亡

心跳停止可以复苏，而且还可以维持相当一段时间，而脑死亡后无法复苏。在判定死亡上，脑死亡更加符合生命所处的状态。因此脑死亡的判定标准更加科学，更加具有权威性。

（二）维护死者的尊严

生命尊严并不仅仅限于生的阶段，死与生同样可以体现人类生命的尊严，在 ICU 监护抢救的一些脑死亡患者出现全身水肿、脸部变形、眼球结膜充血水肿不能闭合，甚至有拔了气管插管后嘴巴不能合拢。这不但有失死者的形象和尊严，而且加重家属的悲伤情绪。如果实施脑死亡判定标准，并得到患者生前或死后其家属的认同，一旦达到脑死亡状态就可以放弃救治，这也是真正的人道主义。

（三）有利于器官移植

脑死亡患者的器官是最佳器官移植供体，因为移植的器官必须在有血供时从供体上取出，因此，在脑死亡后心跳未停止之前，有血压的情况下摘取移植器官是最理想的，成活率高。脑死亡的判定将更好地推动器官移植，不仅有利于患者和社会，也同时有利于医学的发展。

（李晨秀）

第十五章

超声助溶与脑血管病治疗的基础研究

脑梗死的治疗,目前认为以急性期溶栓(发病 3 小时以内)恢复脑血流为最有效的治疗。但因时间窗和适应证的限制,大部分患者无法得到这一治疗。据美国统计,目前在美国只有 16% 左右的脑卒中患者可以进行重组组织型纤维蛋白酶原激活剂(recombinant tissue type plasminogen activator,rt-PA)溶栓治疗。仍有 80% 以上的患者无法得到溶栓治疗。此外,无法保证每一个接受溶栓治疗的患者都能恢复神经功能。脑梗死的治疗仍然任重而道远。对于中国的患者来说,rt-PA 昂贵的费用也阻碍了其临床应用。

专家们仍在探讨其他有效的治疗途径。超声溶栓就是其中一项。2001 年美国 Alexandrov 等发现,对脑梗死患者实行超早期溶栓治疗时,加用超声监护的患者血管再通率明显增高,认为超声能够加强 rt-PA 的治疗作用。从而开始了 CLOTBUST 研究。虽然该研究结果未能获得 2013AHA/ASA 指南推荐,但仍有进一步研究和尝试的必要。下面将相关情况做一介绍。

超声波(ultrasound)是指振动频率大于 20 000 次 / 秒的声波。它超过了人耳的听觉上限,因此人耳无法听到超声波。它的特点是方向性强,能够反射、折射、透射;具有空化作用;具有巨大的能量。

超声波的生物学作用包括:温热作用及机械作用,生物物理作用有空化作用、触变作用、弥散作用、加速细胞新陈代谢及活化酶的作用,高分子化合物的分裂作用等。对溶解血栓有帮助的主要是空化作用。

一、超声波的物理特性与助溶作用机制

频率在 20kHz 以上的声波称为超声波,因为频率升高、波长变短,使得超声具有与声波不同的特性。

1. **超声波的束射性** 即方向性。紧靠发射超声波的晶体辐射板的一段称为近场区,接近于圆柱形,距晶体辐射板较远的部分称为远场区,超声波以一定的角度扩散,与晶体辐射板越远,扩散角度越大。超声波的束射性对治疗有重要意义,在超声波治疗时,要使声头辐射面垂直对准治疗部位,以保证治疗效果的良好。

2. **超声波的透射、反射、折射和聚焦** 由于超声波的频率较高,所以在两种不同媒质的分界面上会出现类似于光线的透射、反射、折射和聚焦。在透过皮肤和人体不同组织中也会出现反射和折射,对治疗产生影响。超声波的聚焦与光线的聚焦是一样的,可以将超声波聚焦于一点,从而将超声波的声强提高几倍甚至几千倍,医学上的应用如超声波碎石术就是利用超声波的聚焦作用。

3. **超声波的吸收与衰减** 超声波的频率较高,所以在空气中衰减严重,但在液体中传播衰减较少,而在固体中被吸收的最少,传播较远。

4. 超声波的巨大能量 由于超声波的频率较高,它使所进入的物质分子运动速度也随之变得很高,高的运动速度使物质分子具有很大的动能,这就是超声波拥有巨大能量的原因。

5. 超声波的声压特性与"空化现象" 一般人耳所听到的声音的声压是很小的,但超声波由于频率高,所产生的声压是很大的。例如一般强度的超声波通过水的时候,可以产生好几个大气压,这是由于高频率的超声波振动时,使高密度分子间的伸拉频率变快,以致其间形成瞬间的真空与压缩高密度区,产生巨大的压力差,水分子团受到巨大拉力时会发生断裂,这种断裂最容易发生在有杂质和气泡的地方。这种断裂的结果使水中产生许多气泡状的小空腔,这种空腔存在的时间很短,一瞬间又会闭合起来,此时产生巨大的瞬间压力,产生所谓的"空化现象"。这种巨大的瞬间压力可以使悬浮在水中的固体表面受到急剧的破坏。超声波清洗、超声波乳化以及超声波对血栓的溶解作用都是利用了超声波的这种巨大的瞬间压力,是超声波的重要特性。

6. 超声引起的栓子溶解作用的主要机制 ①超声引起轴流(axial fluid)增强,从而加强声流(acoustic streaming)现象,声流在栓子表面产生高速梯度(high-velocity gradients),使栓子移动并增加了纤维蛋白原与纤溶剂的结合机会;②可能的解释是"空化现象"引起的微流(microstreaming),"空化现象"与声场内气泡的形成和崩溃有关。几项研究表明,用兆赫级的超声形成"空化现象",产生足够量级的微流旋涡(microstreaming vortices)引起血细胞的溶解。"空

185

化现象"产生的微流在栓子表面产生剪切力而发挥作用，不需要通过纤溶途径的激活。体外和体内试验看来都支持这一"空化现象"引起的微流机制。首先，已有的研究没有证据表明超声或微气泡溶栓引起纤溶增强；此外，微气泡加强了超声的血块溶解作用，同时降低了"空化现象"产生的阈值。

其他的可能机制包括热能引起的纤溶活性增强；超声引起的组织黏度变化或膜通透性增强也考虑为可能的机制，但缺乏较好的实验证据。低频超声通过导管或经皮肤都已证明可以使血栓性动脉闭塞再通。通过导管的低频超声（20~45kHz）在少量的体内试验已经成功地使闭塞的冠状动脉再通。由于这一范围的超声衰减较少，所以大部分动物实验采用了经皮肤的途径以加强纤溶作用。

二、超声治疗脑血管病的生物学作用和安全性

经过动物实验研究，中小剂量超声波对脑血管疾病有良好的治疗效果。

1. **超声波的透颅率**　超声波的透颅率是指超声波通过颅骨后除了被颅骨和头皮吸收、反射外，剩余的超声波能量。国内曾有多位作者发表了研究报告。傅强等为了研究超声波对颅骨的透过情况，对不同厚度的颅骨进行了超声波能量的透颅率观察，发现随着颅骨厚度的增加，透过颅骨的超声波能量逐渐减少。认为若以超声强度为 $1W/cm^2$ 作用到头部时，投照到颅内病变组织的超声能量不大于 $0.03W/cm^2$。其他的研究也有类似的结论，认为由于头皮、肌肉、颅骨等组织对超声波的吸收和反射，作用到

脑组织的实际剂量估计为总剂量的 14.3%~26.2%，平均为 17.2%~23.7%，认为以 800kHz 的连续波超声与脉冲波超声作用于颅骨，功率为 0.75~1.25W/cm^2，作用到脑组织的声强为 0.09~0.15W/cm^2。在活体，由于硬脑膜、血液、脑脊液等吸收，作用到脑组织的实际量应该稍低于上述的离体骨实验结果。实验研究结果为超声波治疗脑血管疾病的可行性提供了一定的理论基础，否定了超声波能量通过颅骨后被损耗，没有超声波能量透过或不足以对脑组织产生治疗作用的观点。Behrens 等认为超声频率在 20kHz 时穿透颞窗颅骨效果较好，最高至 200kHz 仍可穿透颞窗颅骨。动物实验证实 2W/cm^2 功率对血脑屏障无害。

2. 超声波对脑组织安全性的研究 由于脑的神经细胞对超声波能量敏感性最高，其他组织的耐受性相对较高，为避免超声治疗对人脑造成危害，国内外许多学者进行了这一相关研究。

研究结果表明，很小的超声强度如果直接作用到脑组织表面也会造成病理性损害，因此，不能用治疗性超声波直接作用到外露的脑组织，也不要用大剂量连续波超声固定在一处照射，而用移动法较安全。穿颅照射在超声强度达到一定量时也会对脑组织造成损害。国内的研究和观察表明，800kHz 的连续波超声作用于家兔头顶部，采用固定法，当超声剂量超过 2W/cm^2，就有可能对兔脑组织产生损害，但认为还不能认定这样的剂量对人脑组织也会造成同样的损害，因为兔的颅骨比人的薄 2/3，而且不如人的颅骨致密。此外，国内在过去 30 年采用超声治疗脑血管疾病上万例，未发现对脑组织的危害，也证明了超声治疗的安全性。临床上常用的剂量为 0.75~1.25W/cm^2，频率 800kHz。国内自 20 世纪 70 年代以来采用超声投照脑功能区的方法观察临床效果，已发表上百篇论文，都有不同程度的临床疗效，但由于观察指标的限制，无法得到完全客观的指标支持，循证医学的证据不足。

三、超声助溶的动物实验和相关试验结果

迄今为止，大部分研究，包括体外、动物和人体实验，都集中在超声强化纤溶药物的效果上。超声频率从 20kHz 至 1.5MHz，输出功率 0.25~40W/cm^2，连续波或脉冲波，在以上设置的实验中都观察到了被增强的纤溶活性。动物实验表明，采用兔股动脉血栓模型，经皮肤超声（26kHz，18W/cm^2，连续波）同时静脉内应用链激酶，闭塞血管再通率为 59%，而单用链激酶仅为 6%。同一研究的进一步观察发现超声频率改为 37kHz 时，同时应用链激酶的血管再通率为 90%。所以认为，较高频率的超声可能有减少对凝血酶原的拮抗作用。

另有动物实验表明，相同频率下较高的输出功率能引起血小板沉积和纤维蛋白形成，这一功率范围是 1.1~3.2W/cm^2。此外还发现，频率在 0.5~2.3MHz 对血块的溶解差别不大，最佳功率为 0.5~1.0W/cm^2。体外试验还证实，在 1MHz 超声，较高的输出功率反而阻止了血栓血管的再通。这种现象的机制可能是血小板聚集的激活或纤维蛋白的沉积。相反的试验证据表明 2W/cm^2 的输出功率对刺破的血管的血栓形成有促进作用，显微镜观察发现有纤维蛋白沉积。所以在超声溶栓的治疗中都采用低频、低功率超声。这对超声治

疗的安全性也提供了保证。

已有的研究表明,在兔股动脉血栓形成 1 小时内开始超声和微气泡治疗,82%~100% 的闭塞血管再通,与纤溶药物的效果相同。只用超声治疗仅有 10% 的血管再通率。超声频率 25~37kHz,D- 二聚体水平没有增高。认为超声加微气泡治疗比纤溶药物有更好的临床应用性。但要注意探头的温度升高所引起的组织损害。Ishibashi 等采用 490kHz,0.13W/cm² 超声,透过一块颞骨照射在兔髂动脉血栓性闭塞区域,同时应用 rt-PA,发现合用组血管再通率明显增高 (66.7% vs 16.7%),认为该技术对脑卒中患者有临床应用价值。

初步的动物实验表明,采用 1MHz 经胸探头和微气泡治疗,猪的急性冠状动脉血栓形成的血管再通率为 7/14 (50%)。这一百分比低于周围血管的再通率。但是心电图显示 ST 段有明显改善;血管壁增厚也有明显的改善;心肌缺血面积明显减少,可能的解释是冠状动脉微循环改善。

在急性冠状动脉缺血综合征,有几个因素需要考虑。首先,如果加用了纤溶和抗血小板方案,超声和微气泡治疗需要在急性心肌梗死的心外膜血管再通取得 95% 的成功率;其次,这个治疗应该能够通过再灌注前后增加对缺血心肌的氧输送而明显地减少再灌注损伤的程度;第三,这一治疗应该能够通过更有效的清除残存栓子而明显减少外科或经皮穿刺血管内治疗的比例;最后,这些治疗应该在左心室和整个心脏功能的长期预后方面有帮助。未来 1~2 年会有人体 I 期研究以观察这一新疗法是否能够改进上述目标。结论:尽管只用超声也能够加强纤溶药物的疗效,但微气泡加超声可以达到溶栓效果而不需要纤溶药物治疗。需要人体试验以观察经胸超声和微气泡治疗是否安全,特别是考虑到有纤溶治疗禁忌证的患者的需求。

高能超声能够直接以机械振动的方式破碎血凝块,甚至能快速破碎钙化的动脉粥样硬化斑块而使血管再通,但易引起管壁破坏。低能量超声不能直接破碎血栓块或作用轻微,但能促进酶促性纤维蛋白溶解。Francis 在体外实验中将血凝块放在温度得到一定控制的水箱内,用 1MHz 的连续波,功率在 $1W/cm^2$ 和更高时明显地加速了由 rt-PA 引起的纤溶而未观察到机械破碎作用。在这一实验中还发现超声的使用导致了较低的 TPA 浓度引起较多的纤溶率($P<0.005$),即促进了纤维蛋白溶解。

已有研究证明,低频超声具有促进纤溶作用,考虑到心脑血管病的临床应用,低频超声有良好的穿透性,即使在颅骨,300kHz 超声仍能透过 1/3 发射剂量,该剂量足以引发酶促性溶栓,而不会引起过高的热效应。

大部分研究集中于血管外应用超声。但低频超声通过导管直接作用于血栓处也取得了很好的溶栓效果。Shlansky-Goldberg 等采用 640kHz 血管内探头加尿激酶溶解全血凝块取得了与血管外超声相同的结果。

超声溶栓机制多样而复杂,探头与血栓直接接触可因机械破碎作用而引起血凝块破碎,间接作用可能是通过空化作用。Rosenschein 等发现 20kHz 超声,功率 30W 为空化作用的阈值,即 30W 以上才能有血栓溶解作用。

为了证实超声加强溶栓药物的作用是否主要由于促进了酶向血凝块的转运,Francis 等观察了放射标记的纤溶酶原激活剂在血凝块和周围液体之间的分布,这一体外实验采用 1MHz 超声,4W/cm² 功率,结果发现血凝块对激活剂的摄取在超声作用存在的情况下明显加快,还证实激活剂向血凝块的深部转运,这两方面的作用使得血凝块加速溶解。

此外还有试验发现,超声通过改变 rt-PA 与纤维蛋白的相互作用、增加两者的最大结合、改变纤维蛋白结构、改变 rt-PA 与纤维蛋白结合位点的通路,加速了纤维蛋白溶解,从而加速了血凝块的溶解。

总之,动物体内试验取得了与体外试验一致的结果,在血管外经皮低频超声照射的同时应用凝血酶原激活剂能加速血栓溶解而血管壁损伤和热损伤可控制在安全范围内。缺血区域的毛细血管扩张有利于局部血液供应。大强度的超声能引起明显的皮肤和深部组织的热损伤。

四、超声溶栓的发展方向

Gaul 认为目前治疗性超声的研究分为几个方向:①药物性溶栓辅以体外超声治疗;②药物性溶栓并采用血管内超声以加速血栓溶解;③单用血管内超声溶栓;④血管内超声对钙化斑块的清除以便于血管成形术。

超声的优点有作用于血栓局部;非常少的副作用;可能减少纤溶酶原激活剂的用量。目前,超声溶栓应用于脑血管病的治疗,包括急性期溶栓和助溶治疗;还有脑血管病的恢复期治疗观察。

在脑血管病的治疗中,发现患者脑组织微循环的血流速度有不同程度的加快,治疗区约有 50% 的微血管重新开放,还促进了侧支循环的形成,改善受损脑组织的血液供应。特别是通过脑血管造影,证实了部分血管未能再通的患者,经过超声治疗,也明显改善了临床症状,认为是由于促进了侧支循环的建立所致。另外,认为在超声波作用下,由于其机械振荡作用对细胞膜产生微细的机械按摩作用,增强细胞膜的通透性,促进细胞膜内外物质的交换。增强酶的活性,促使原来处于抑制状态的脑细胞转为兴奋状态,恢复脑细胞的功能。超声波被认为还可促进脑出血的吸收和消散,机械振动反复作用于血肿部位,有可能使血肿裂散,血肿内血红蛋白分解,吞噬细胞进行吞噬,使血肿逐渐被吸收和消散。国内已有这方面的动物实验证实,在超声治疗后血肿周围的吞噬细胞增多,血肿吸收加快。

人体血管对治疗性超声的反应因剂量不同而有差别,治疗剂量的超声对血管无损害作用,通常可见血管扩张、循环加快。据病理组织学研究观察,在低强度超声作用下,血管的神经反射以舒张反射为主,引起周围血管反射性扩张;在较大剂量超声作用下,血管以收缩为主,更大剂量的超声可使血管运动麻痹,从而造成血液在血管中流动停止,形成阻滞;大剂量超声可直接使血管内皮肿胀、血液循环障碍,甚至使血管破裂。此外,还观察到超声反应存在个体差异,在超声治疗时应考虑到这一点。

(潘旭东　王　琨)

参考文献

1. 华扬.实用颈动脉与颅脑血管超声诊断学.北京:科学出版社,2002.

2. 高山,黄家星.经颅多普勒超声(TCD)的诊断技术与临床应用.北京:中国协和医科大学出版社,2004:11.

3. Micheal E,Jonathan YS,Allan JF,et al.Significance of plaque ulceration in symptomatic patients with high-grade carotid stenosis. Stroke,1994,25(2):304-308.

4. Marcel A,Krassen N,Mattias S,et al.Thrombolysis in patients with acute stroke caused by cervical artery dissection.Arch Neurol,2002,59(4):549-553.

5. David PS,Jeffrey WO.Fibromuscular dysplasia.N Engl J Med,2004, 350:1862-1871.

6. Carlos C,Carlos P,Fernando B,et al.Noninvasive cerebrovascular assessment of takayasu arteritis.Stroke,2000,31(9):2197-2202.

7. Thanvi B,Munshi SK,Dawson SL,et al.Carotid and vertebral artery dissection syndromes.Postgrad Med J,2005,81:383-388.

8. Georgiadis D,Arnold M,von Buedingen HC,et al.Aspirin vs anticoagulation in carotid artery dissection.A study of 298 patients. Neurology,2009,25,72(21):1810-1815.

9. Dubec JJ,Munk PL,Tsang V,et al.Carotid artery stenosis in patients who have undergone radiation therapy for head and neck malignancy.Br J Radiol,1998,7:872-875.

10. Wynnie WL,Sing FL,Nina MC,et al.Incidence of carotid stenosis in nasopharyngeal carcinoma patients after radiotherapy.Cancer,2001,

92(9):2357-2363.

11. Müller M,Hermes M,Bruckmann H.Transcranial Doppler ultrasound in the evaluation of collateral blood flow in patients with internal carotid ertery occlusion:correlation with cerebral angiograhy.AJNR Am J Neuroradiol,1995,(16):195-202.

12. Jander S,Sitzer M,Wendt A,et al.Expression of tissue factor in high grade carotid artery stenosis:association with plaque destabilization. Stroke,2001,32(4):850-854.

13. Spencer MP,Thomas GI,Nicholls SC,et al.Detection of middle cerebral artery emboli during carotid endertereetomy using transcranial Doppler ultrasonography.Stroke,1990,21:415-423.

14. Consensus Committee of the 9th International Cerebral Hemodynamic Symposium.Basic identification criteria of Doppler microembolic signals.Stroke,1995,26(6):923-925.

15. 高山,黄家星,汪波,等.颅内动脉狭窄栓子起源部位微栓子信号的特性研究.中国卒中杂志,2006,1(1):4-7.

16. Hugh S,Markus,DM.Asymptomatic Embolization Detected by Doppler Ultrasound Predicts Stroke Risk in Symptomatic Carotid Artery Stenosis.Stroke,2005,36:971-975.

17. Mayor I,Comelli M,Vassileva E,et al.Microembolic signals and carotid plaque morphology:a study of 71 patients with moderate or high grade carotid stenosis.Acta Neurol Scand,2003,108(2):114-117.

18. Zuromskis T,Wetterholm R.Prevalence of micro-emboli in symptomatic high grade carotid artery disease:a transcranial Doppler study.Eur J Vasc Endovasc Surg,2008,35(5):534-540.

19. Roman Sztajzel.Ultrasonographic assessment of the morphological characteristics of the carotid plaque.Swiss Med Wkly,2005,135:635-643.

20. Morandi E,Anzola GP,Angeli S,et al.Transcatheter closure of patent foramen ovale:a new migraine treatment? J Interv Cardiol,2003,16

(1):39-42.

21. Telman G,Yalonetsky S,Kouperberg E,et al.Size of PFO and amount of microembolic signals in patients with ischemic stroke or TIA.Eur J Neurol,2008,15(9):969-972.

22. Hugh S,Markus,FRCP,et al.Dual Antiplatelet Therapy With Clopidogrel and Aspirin in Symptomatic Carotid Stenosis Evaluated Using Doppler Embolic Signal Detection The Clopidogrel and Aspirin for Reduction of Emboli in Symptomatic Carotid Stenosis(CARESS) Trial.Circulation,2005,111:2233-2240.

23. North American Symptomatic Endarterectomy Trial Collaborators. Beneficial effect of carotid endarterectomy in symptomatic patients with high grade carotid stenosis.N Eng J Med,1991,325:445-453.

24. ACCF/SCAI/SVMB/SIR/ASITN 2007 clinical expert consensus document on carotid stenting:a report of the American College of Cardiology Foundation Task Force on Clinical Expert Consensus Documents(ACCF/SCAI/SVMB/SIR/ASITN Clinical Expert Consensus Document Committee on Carotid Stenting).J Am Coll Cardiol.,2007,49(1):126-170.

25. Randomised trial of endarterectomy for recently symptomatic carotid stenosis:final results of the MRC European Carotid Surgery Trial (ECST).Lancet,1998,351:1379-1387.

26. Molloy,J,HS Markus.Asymptomatie embolization predicts stroke and TIA risk in patients with carotid artery stenosis.Stroke,1999,30(7): 1440.

27. Levi CR,Malley I-IM,Fell G,et al.Transcranial Doppler detected cerebral microembolism following carotid endarterectomy.High microembolic signal loads predict postoperative cerebral ischaemia [see comments].Brain,1997,120(Pt4):621.

28. 伊帅,潘旭东.微栓子监测新进展.国际脑血管病杂志,2009,17: 591-593.

29. Slavin RE.Best evidence synthesis:an intelligent alternative to

metaanalysis.J Clin Epidemiol,1995,48(1):9-18.

30. Brown RD Jr,Wiebers DO,Torner JC,et a1.Incidence and prevalence of intracranial vascular malformations in Olmsted County,Minnesota, 1965 to 1992.Neurology,1996,46(4):949-952.

31. Stapf C,Mast H,Sciacca RR,et al.The New York islands AVM study design,study progress,and initial results.Stroke,2003,34(5): 29-33.

32. Zhao JZ,Wang S,Li JS,et al.Clinical characteristics and surgical results of patients with cerebral arteriovenous malformations.Surg Neurol,2005,63(2):156-161.

33. Hook O,Johanson C.Intracranial arteriovenous aneurysms:A follow-up study with particular attention to their growth.AMA Arch Neurol Psychiatry,1958,80(1):39-54.

34. Crawford PM,West CR,Chadwick DW,et al.Arteriovenous malformations of the brain:natural history in unoperated patients.J Neurol Neurosurg Psychiatry,1986,49(1):1-10.

35. Ondra SL,Troupp H,George ED,et al.The natural history of symptomatic arteriovenous malformations of the brain:a 24-year follow-up assessment.J Neurosurg,1990,73(3):387-391.

36. 白如林,黄承光,陈怀瑞,等.脑动静脉畸形治疗的目标及策略.中华神经外科杂志,2006,22(8):467-469.

37. Maruyama K,Shin M,Tago M,et al.Radiosurgery to reduce the risk of first hemorrhage from brain arteriovenous malformations. Neurosurgery,2007,60(4):453-458.

38. Numano F.The story of Takayasu arteritis.Rheumatology,2002,41(1): 103-106.

39. 王梅英,张源潮.多发性大动脉炎发病机制研究进展.现代免疫学,2009,29(3):262-265.

40. 邓小虎,黄烽.大动脉炎159例回顾性临床分析.中华风湿病学杂志,2006,10(1):39-43.

41. 中华医学会风湿病学分会.大动脉炎诊治指南草案.中华风湿病

学杂志,2004,3:502-504.

42. Kissin EY,Merkel PA.Diagnostic imaging in Takayasu arteritis.Curr Opin Rheumatol,2004,16(1):31-37.

43. Schmidt WA,Nerenheim A,Seipeltc,et al.Diagnosis of early Takayasu arteritis with sonography.Rheumatology,2002,41:496-502.

44. 惠品晶,李勋,陈谋森,等.Takayasu 氏动脉炎的脑血流动力学改变.中风与神经疾病杂志,2005,22(3):266-268.

45. 刘晓晟,姚秋英,许建荣,等.大动脉炎血管壁的磁共振表现特点.医学影像杂志,2009,19(6):660-663.

46. 汪晶,孔祥泉,徐海波,等.TIM 3DCE2MRA 和延迟增强诊断多发性大动脉炎的价值.临床放射学杂志,2009,28(7):981-984.

47. GotwayMB,Araoz PA,Macedo TA,et al.Imaging findings in Takayasu's arteritis.AJR,2005,184:1945.

48. DesaiMY,Stone JH,Foo TK,et al.Delayed contrast-enhanced MRI of the aortic wall in Takayasu's arteritis:initial experience.AJR,2005, 184(5):1427-1431.

49. Andrews J,Al-NahhasA,Pennell DJ,et al.Non-invasive imaging in the diagnosis and management of Takayasu 's Arteritis.Ann Rheum Dis, 2004,63:995.

50. Saver JL.Cryptogenic stroke in patients with patent foramenovale.Curr Atheroscler Rep,2007,9:319-325.

51. Ward RP,Don CW,Furlong KT,et al.Predictors of longterm mortality in patients with ischemie stroke referred for transesophageal echocardiography.Stroke,2006,37:204-208.

52. Di Tullio MR,Homma S.Patent foramen ovale and Stroke:what should be done?Curr Opin Hematol,2009,16:391-396.

53. Soliman OI,Geleijnse ML,Meijboom FJ.et a1.The use of contrast echocardiography for the detection of cardiac shunts.EUR J Echocardiogr,2007,8:2-12.

54. 王广义,周志彬,王峙峰,等.诊断卵圆孔未闭的新方法——TCD技术.中国胸心血管外科临床杂志,2007,14(9)增刊.

55. Anzola GP,Magoni M,Guindani M,et al.Potential source of cerebral embolism in migraine with aura:A transcranial doppler study. Neurology,1999,52:1622-1624.

56. Domitrz I,MieszkowsH J,Kwiwcinski H.The prevalence of patent foramen ovale in patiems with migrajne.Neurol Neurochir Pol,2004, 38:89-92.

57. Lamy C,Giannesini C,Zuber M,et al.Clinical and imaging findings in cryptogenie stroke patients with and without patent foramen ovale:the PFO-ASA study.Atrial septal aneurysm.Stroke,2002,33:706-712.

58. 王俊芳,王得新,高凤玲,等.脑血管反应性检测方法的临床评价.中国现代神经疾病杂志,2006,6(6):460.

59. 徐福平,续运勤,周红,等.经颅多普勒评价脑血管反应性应用近况.国外医学.老年医学分册,2004,25(5):208.

60. Derdeyn CD,Grabb RL,Powers WJ.Cerebral hemodynamic impairment:Methods of measurement and association with stroke risk. Neurology,1999,53(2):251-259.

61. Markus HS,Harrison MJ.Eatimation of cerebrovascular reactivity using Transcranial doppler,including the use of breath-holding as the vasodilatory stimulus.Stroke,1992,23(5):668-673.

62. Grossmann WM,Koeberle B.The dose-response relationship of acetazolamide on the cerebral blood flow in normal subjects. Cerebrovasc Dis,2000,10(1):65-69.

63. Markus H,Cullinane M.Severely impaired cerebrovascular reactivity predicts stroke and TIA risk in patients with carotid artery stenosis and occlusion.Brain,2001,124(Pt 3):457-467.

64. Silvestrini M,Vernieri F,Pasqualetti P,et al.Impaired cerebral vasoreactivity and risk of stroke in patients with asymptomatic carotid artery stenosis.JAMA,2000,283:2122-2127.

65. 卫生部脑死亡判定标准起草小组.脑死亡判定标准(成人)(征求意见稿).中华医学杂志,2003,83:262.

66. Hassler W1,Steinmetz H,Gawlowski J. Transcranial Doppler

ultrasonography in raised intracranial pressure and in intracranial circulatory arrest.J Neurosurgery,1988,68(5):745-751.

67. Hadani M,Bruk B,Ram Z,et al.Application of transcranial doppler ultrasonography for the diagnosis of brain death.Intensive CareMed (So342-4642),1999,25:822-828.

68. Nebra AC,Virgos B,Santos S,et al.Clinical diagnositic of brain death and Transcranial doppler,looking for middle cerebral arteries and intracranial vertebral arteries.agreement with scintigraphic techniques. Rev Neurol(So210-0010),2001,33:916-920.

69. 刘秀琴.神经系统临床电生理学(上)脑电图学.北京:人民军医 出版社,2004.

70. 刘晓燕.临床脑电图学.北京:人民卫生出版社,2006.

71. 罗超军,张传汉.脑死亡的研究进展.国外医学麻醉学与复苏分 册,2003,24(3):143-145.

72. 铃木忠.脑死亡判定方法.日本医学介绍,2002,23(10):456-459.

73. 赵忠新,邵福源,宰春和.脑死亡,植物状态和安乐死现代医学概 念.现代康复,1999,3(1):93-94.

74. 李舜伟.如何判断脑死亡.临床误诊误治,2003,16(1):1-3.

75. 刘丽萍.脑死亡的研究进展.中华内科杂志,2004,43(4):310-313.

76. Wijdidks EF.Determining brain death in adults.Neurology.1995,45 (4):1003-1011.

77. Wijdidks EF.The diagnosis of brain death.N Engl J Med,2001,344, (6):1215-1221.

78. 张天锡."脑死亡"不等于"植物人"辨.中华神经医学杂志, 2005,4(9):865-866.

常用缩写词语

ACA　anterior cerebral artery　大脑前动脉

ACA1（ACA-A1）　anterior cerebral artery-A1　大脑前动脉 A1 段，或大脑前动脉交通前段

ACA2（ACA-A2）　anterior cerebral artery-A2　大脑前动脉 A2 段，或大脑前动脉交通后段

AcoA　anterior communicating artery　前交通动脉

AVM　anterior venous malformation　动静脉畸形

BA　basilar artery　基底动脉

CA　cerebral autoregulation　脑血流自动调节

CAS　carotid artery stenting　颈动脉支架置入术

CBF　cerebral blood volume　脑血流量

CCA　common carotid artery　颈总动脉

CCF　carotid cavernous fistula　颈动脉海绵窦瘘

CEA　carotid endarterectomy　颈动脉内膜剥脱术

CPP　cerebral perfusion pressure　脑灌注压

CTA　computed tomography angiography　计算机断层扫描血管造影

CW　continuous wave Doppler　连续波多普勒

DSA　digital subtract angiography　数字减影血管造影

DWI　diffusion weighted magnetic resonance imaging　弥散加权磁共振成像

CDFI　color Doppler flow image　彩色多普勒血流显像

ECA　external carotid artery　颈外动脉

ECI　electrocerebral inactivity　无脑电活动

ECS　electrocerebral silence　电静息

200

FFT   fast Fourier transformation   快速傅里叶转换

EICA   extracranial internal carotid artery   颈内动脉颅外段

ICA   internal carotid artery   颈内动脉

ICP   intracranial pressure   颅内压

INA   innominate artery   无名动脉

MBF   mean blood flow   平均血流速度

MCA   middle cerebral artery   大脑中动脉

MES   microembolic signal   微栓子信号

MRA   magnetic resonance angiography   磁共振血管造影

MRI   magnetic resonance imaging   磁共振成像

OA   ophthalmic artery   眼动脉

OcciA   occipital artery   枕动脉

PCA   posterior cerebral artery   大脑后动脉

PICA   posterior inferior cerebella artery   小脑后下动脉

PcoA   posterior communicating artery   后交通动脉

PFO   Patent foramen oval   卵圆孔未闭

PI   pulsatility index   搏动指数

PMD   power Motion-mode Doppler   M 模

PTA   percutaneous transluminal angiography   经皮血管内成形术

PW   pulsed wave Doppler   脉冲多普勒

RA   radial artery   桡动脉

RI   resistant index   阻力指数

rt-PA   recombinant tissue type plasminogen activator   重组组织型纤维蛋白酶原激活剂

SAH   subarachnoid hemorrhage   蛛网膜下腔出血

SCA   siphon carotid artery   颈内动脉虹吸段

SSS   subclavian steal syndrome   锁骨下动脉盗血综合征

StrA   supratrochlear artery   滑车上动脉

SubA   subclavian artery   锁骨下动脉

SV   sample volume   取样容积

TCCD   transcranial colour-corded Doppler   经颅彩色编码多普勒超声

TCD   transcranial Doppler   经颅多普勒

TA   takayasu arteritis   大动脉炎

TIA   transient ischemic attack   短暂性脑缺血发作

TICA   terminal internal carotid artery   颈内动脉终末段

TEE   transesophageal echocardiography   经食管超声心动图

VA   vertebral artery   椎动脉

VApro   proximal vertebral artery   椎动脉近端

VBA   vertebral basilar artery   椎 - 基底动脉

Vm   mean velocity   平均血流速度

Vs   systolic velocity   收缩期血流速度

Vd   diastolic velocity   舒张期血流速度

52检